全国中医药行业高等教育"十三五"规划教材

全国高等中医药院校规划教材（第十版）

中医全科医学概论

（供中医学、针灸推拿学、中西医临床医学等专业用）

主　编

姜建国（山东中医药大学）

副主编

顾　勤（南京中医药大学）　　　　　宫晓燕（长春中医药大学）

翁宁榕（福建中医药大学）

编　委（按姓氏笔划排序）

王晓峰（新疆维吾尔自治区中医医院）　杨丽萍（河南中医药大学）

张玉英（陕西中医药大学）　　　　　张国俊（天津中医药大学）

张晓雪（山西中医学院）　　　　　　林　勋（上海中医药大学）

姚睿智（广州中医药大学）　　　　　郭　栋（山东中医药大学）

唐翠兰（浙江中医药大学）　　　　　覃琥云（成都中医药大学）

戴小华（安徽中医药大学）

主　审

王新陆（山东中医药大学）

U0346152

中国中医药出版社

·北　京·

图书在版编目（CIP）数据

中医全科医学概论/姜建国主编. —北京：中国中医药出版社，2016.12（2022.4 重印）

全国中医药行业高等教育"十三五"规划教材

ISBN 978 - 7 - 5132 - 3939 - 4

Ⅰ. ①中…　Ⅱ. ①姜…　Ⅲ. ①中医学临床 - 中医学院 - 教材　Ⅳ. ①R24

中国版本图书馆 CIP 数据核字（2016）第 326865 号

请到"医开讲 & 医教在线"（网址：www.e-lesson.cn）注册登录后，刮开封底"序列号"激活本教材数字化内容。

中国中医药出版社出版

北京经济技术开发区科创十三街 31 号院二区 8 号楼

邮政编码　100176

传真　010-64405721

河北品睿印刷有限公司印刷

各地新华书店经销

开本 850×1168　1/16　印张 8　字数 199 千字

2016 年 12 月第 1 版　2022 年 4 月第 7 次印刷

书　号　ISBN 978 - 7 - 5132 - 3939 - 4

定价　20.00 元

网址　www.cptcm.com

服 务 热 线　010-64405510

购 书 热 线　010-89535836

维 权 打 假　010-64405753

微信服务号　zgzyycbs

微商城网址　https://kdt.im/LIdUGr

官 方 微 博　http://e.weibo.com/cptcm

天猫旗舰店网址　https://zgzyycbs.tmall.com

如有印装质量问题请与本社出版部联系（010-64405510）

全国中医药行业高等教育"十三五"规划教材

全国高等中医药院校规划教材（第十版）

专家指导委员会

名誉主任委员

王国强（国家卫生计生委副主任　国家中医药管理局局长）

主 任 委 员

王志勇（国家中医药管理局副局长）

副 主 任 委 员

王永炎（中国中医科学院名誉院长　中国工程院院士）

张伯礼（教育部高等学校中医学类专业教学指导委员会主任委员
　　　　天津中医药大学校长）

卢国慧（国家中医药管理局人事教育司司长）

委　　　　员（以姓氏笔画为序）

王省良（广州中医药大学校长）

王振宇（国家中医药管理局中医师资格认证中心主任）

方剑乔（浙江中医药大学校长）

左铮云（江西中医药大学校长）

石　岩（辽宁中医药大学校长）

石学敏（天津中医药大学教授　中国工程院院士）

卢国慧（全国中医药高等教育学会理事长）

匡海学（教育部高等学校中药学类专业教学指导委员会主任委员
　　　　黑龙江中医药大学教授）

吕文亮（湖北中医药大学校长）

刘　星（山西中医药大学校长）

刘兴德（贵州中医药大学校长）

刘振民（全国中医药高等教育学会顾问　北京中医药大学教授）

安冬青（新疆医科大学副校长）

许二平（河南中医药大学校长）

孙忠人（黑龙江中医药大学校长）

孙振霖（陕西中医药大学校长）

严世芸（上海中医药大学教授）

李灿东（福建中医药大学校长）

李金田（甘肃中医药大学校长）

余曙光（成都中医药大学校长）

宋柏林（长春中医药大学校长）

张欣霞（国家中医药管理局人事教育司师承继教处处长）

陈可冀（中国中医科学院研究员　中国科学院院士　国医大师）

范吉平（中国中医药出版社社长）

周仲瑛（南京中医药大学教授　国医大师）

周景玉（国家中医药管理局人事教育司综合协调处处长）

胡　刚（南京中医药大学校长）

徐安龙（北京中医药大学校长）

徐建光（上海中医药大学校长）

高树中（山东中医药大学校长）

高维娟（河北中医学院院长）

彭代银（安徽中医药大学校长）

路志正（中国中医科学院研究员　国医大师）

熊　磊（云南中医药大学校长）

戴爱国（湖南中医药大学校长）

秘　书　长

卢国慧（国家中医药管理局人事教育司司长）

范吉平（中国中医药出版社社长）

办公室主任

周景玉（国家中医药管理局人事教育司综合协调处处长）

李秀明（中国中医药出版社副社长）

李占永（中国中医药出版社副总编辑）

全国中医药行业高等教育"十三五"规划教材

编审专家组

组　长

王国强（国家卫生计生委副主任　国家中医药管理局局长）

副组长

张伯礼（中国工程院院士　天津中医药大学教授）

王志勇（国家中医药管理局副局长）

组　员

卢国慧（国家中医药管理局人事教育司司长）

严世芸（上海中医药大学教授）

吴勉华（南京中医药大学教授）

王之虹（长春中医药大学教授）

匡海学（黑龙江中医药大学教授）

刘红宁（江西中医药大学教授）

翟双庆（北京中医药大学教授）

胡鸿毅（上海中医药大学教授）

余曙光（成都中医药大学教授）

周桂桐（天津中医药大学教授）

石　岩（辽宁中医药大学教授）

黄必胜（湖北中医药大学教授）

前　言

　　为落实《国家中长期教育改革和发展规划纲要（2010–2020年）》《关于医教协同深化临床医学人才培养改革的意见》，适应新形势下我国中医药行业高等教育教学改革和中医药人才培养的需要，国家中医药管理局教材建设工作委员会办公室（以下简称"教材办"）、中国中医药出版社在国家中医药管理局领导下，在全国中医药行业高等教育规划教材专家指导委员会指导下，总结全国中医药行业历版教材特别是新世纪以来全国高等中医药院校规划教材建设的经验，制定了"'十三五'中医药教材改革工作方案"和"'十三五'中医药行业本科规划教材建设工作总体方案"，全面组织和规划了全国中医药行业高等教育"十三五"规划教材。鉴于由全国中医药行业主管部门主持编写的全国高等中医药院校规划教材目前已出版九版，为体现其系统性和传承性，本套教材在中国中医药教育史上称为第十版。

　　本套教材规划过程中，教材办认真听取了教育部中医学、中药学等专业教学指导委员会相关专家的意见，结合中医药教育教学一线教师的反馈意见，加强顶层设计和组织管理，在新世纪以来三版优秀教材的基础上，进一步明确了"正本清源，突出中医药特色，弘扬中医药优势，优化知识结构，做好基础课程和专业核心课程衔接"的建设目标，旨在适应新时期中医药教育事业发展和教学手段变革的需要，彰显现代中医药教育理念，在继承中创新，在发展中提高，打造符合中医药教育教学规律的经典教材。

　　本套教材建设过程中，教材办还聘请中医学、中药学、针灸推拿学三个专业德高望重的专家组成编审专家组，请他们参与主编确定，列席编写会议和定稿会议，对编写过程中遇到的问题提出指导性意见，参加教材间内容统筹、审读稿件等。

　　本套教材具有以下特点：

1. 加强顶层设计，强化中医经典地位

　　针对中医药人才成长的规律，正本清源，突出中医思维方式，体现中医药学科的人文特色和"读经典，做临床"的实践特点，突出中医理论在中医药教育教学和实践工作中的核心地位，与执业中医（药）师资格考试、中医住院医师规范化培训等工作对接，更具有针对性和实践性。

2. 精选编写队伍，汇集权威专家智慧

　　主编遴选严格按照程序进行，经过院校推荐、国家中医药管理局教材建设专家指导委员会专家评审、编审专家组认可后确定，确保公开、公平、公正。编委优先吸纳教学名师、学科带头人和一线优秀教师，集中了全国范围内各高等中医药院校的权威专家，确保了编写队伍的水平，体现了中医药行业规划教材的整体优势。

3. 突出精品意识，完善学科知识体系

　　结合教学实践环节的反馈意见，精心组织编写队伍进行编写大纲和样稿的讨论，要求每门教材立足专业需求，在保持内容稳定性、先进性、适用性的基础上，根据其在整个中医知识体系中的地位、学生知识结构和课程开设时间，突出本学科的教学重点，努力处理好继承与创新、理论与实践、基础与临床的关系。

4. 尝试形式创新，注重实践技能培养

为提升对学生实践技能的培养，配合高等中医药院校数字化教学的发展，更好地服务于中医药教学改革，本套教材在传承历版教材基本知识、基本理论、基本技能主体框架的基础上，将数字化作为重点建设目标，在中医药行业教育云平台的总体构架下，借助网络信息技术，为广大师生提供了丰富的教学资源和广阔的互动空间。

本套教材的建设，得到国家中医药管理局领导的指导与大力支持，凝聚了全国中医药行业高等教育工作者的集体智慧，体现了全国中医药行业齐心协力、求真务实的工作作风，代表了全国中医药行业为"十三五"期间中医药事业发展和人才培养所做的共同努力，谨向有关单位和个人致以衷心的感谢！希望本套教材的出版，能够对全国中医药行业高等教育教学的发展和中医药人才的培养产生积极的推动作用。

需要说明的是，尽管所有组织者与编写者竭尽心智，精益求精，本套教材仍有一定的提升空间，敬请各高等中医药院校广大师生提出宝贵意见和建议，以便今后修订和提高。

国家中医药管理局教材建设工作委员会办公室

中国中医药出版社

2016 年 6 月

编写说明

在全国高等中医药院校教育的教改新形势下和国家医疗改革的大环境中，为了更好地培养适应新形势的创新型、复合型中医药专业人才，按照全国高等中医药院校的专业培养目标，国家中医药管理局教材建设工作委员会办公室和全国高等中医药教材专家指导委员会组织我们编写了本教材。

本书的编写目的是为高等院校中医学等专业学生提供一部较为系统的有关中医全科医学基本理论、基本内容和思维方法的教材，向学生介绍全科医学思想，为学习其他全科医学有关课程打下基础，培养既有中医学知识，又具备全科医学理念的高级中医人才。

本教材的编写始终遵循求实、创新、包容的基本原则，以中医学和全科医学的相关性为切入点，强化中医学特色，突出全科医学理念。既要运用中医学的独特理论和思维方法丰富全科医学，又要运用全科医学的全新理念和临床模式发展中医学。

本教材除绪论外分为六章，其中绪论与第一章由姜建国、郭栋、唐翠兰编写，第二章由翁宁榕、杨丽萍编写，第三章由顾勤、张玉英编写，第四章由覃琥云、林勋、张国俊、姚睿智编写，第五章由张晓雪、戴小华编写，第六章由宫晓燕、王晓峰编写。最后由姜建国统稿，王新陆主审。

中医全科医学是新生的医学学科，是将中医学的基本理论、诊疗特色与全科医学的基本理念、临床模式进行全方位整合的中医临床二级学科，也是我国医药卫生改革和社区卫生服务的方向和出路所在。本教材仍然处于两大医学融合的初期阶段，在此真诚地希望广大师生在使用过程中提出宝贵意见，以便再版时修订提高。

《中医全科医学概论》编委会

2016 年 6 月

目　录

绪论 1
一、中医全科医学的形成与发展 1
二、全科医学与中医学的同一性 5
三、全科医学的医学观 7

第一章　中医全科医学的基本概念 9
第一节　中医全科医学 9
一、全科医学的定义与特征 9
二、中医全科医学的定义与特征 10
第二节　中医全科医疗 12
一、全科医疗的定义与特征 12
二、中医全科医疗的定义与特征 14
第三节　中医全科医生 15
一、全科医生及其角色 15
二、中医全科医生的定义 16
三、中医全科医生的素质与要求 16
四、中医全科医生的角色特点 17

第二章　以人为中心的健康照顾 18
第一节　全科医疗的诊疗思维 18
一、以问题为导向的系统思维 18
二、以证据为基础的辩证思维 21
三、以人为中心的整体照顾 22
第二节　因人制宜的诊疗策略 24
一、以人为中心的照顾原则 24
二、以人为中心的应诊方法 30
第三节　全科医疗中的医患沟通 34
一、医患关系与医患沟通的概念 34
二、医患沟通与接诊技巧 35

第三章　以家庭为单位的健康照顾 40
第一节　家庭结构与功能 40
一、家庭的定义 40

二、家庭的结构 41
三、家庭的功能 44
四、家庭与健康 44
第二节　家庭生活周期及其健康问题 45
一、家庭生活周期 45
二、家庭生活周期遇到的问题及照顾 46
三、家庭压力事件和家庭危机 49
第三节　家庭评估 50
一、家庭基本资料 50
二、家系图 51
三、家庭圈 52
四、家庭功能问卷 53
五、家庭适应度及凝聚度评估 54

第四章　以社区为基础的卫生服务 57
第一节　社区卫生服务概述 57
一、社区的定义 57
二、社区卫生服务及其管理 60
三、社区导向的基层保健 63
四、社区诊断 64
第二节　社区中医药卫生服务 70
一、社区中医药卫生服务的意义 70
二、社区中医药卫生服务的特点 70
三、社区中医药卫生服务的内容 72
第三节　社区重点人群健康管理 73
一、健康管理的概念 74
二、婴幼儿健康管理 74
三、孕产妇健康管理 76
四、老年人健康管理 78

第五章　以预防为导向的卫生服务 79
第一节　中医治未病 79
一、治未病理论的形成和发展 79

二、治未病理论的内容和方法 …………… 80
第二节　预防保健与健康教育 ………… 82
　　一、三级预防 82
　　二、预防保健服务方法 83
　　三、健康教育和健康促进 86
第三节　常见慢性疾病的中医药预防 …… 89
　　一、冠心病 89
　　二、高血压病 90
　　三、糖尿病 92
　　四、肿瘤 93

第六章　健康档案的建立与管理　95

第一节　居民健康档案概念与背景 ……… 95
　　一、建立居民健康档案背景 95
　　二、居民健康档案服务对象、内容及流程 95
　　三、居民健康档案的特点 96
　　四、建立居民健康档案的意义 98

五、居民健康档案的分类 98
第二节　个人健康档案 …………… 98
　　一、个人健康问题记录 98
　　二、特殊人群保健记录 101
　　三、其他医疗档案记录 101
第三节　家庭健康档案 ………………… 102
　　一、家庭的基本资料 102
　　二、家庭生活周期维护记录 104
第四节　社区健康档案 ………………… 105
　　一、建立社区居民健康档案的意义 105
　　二、社区居民健康档案的内容 106
第五节　居民健康档案管理 …………… 110
　　一、健康档案的常规管理 110
　　二、计算机在健康档案管理中的应用 113

参考文献　116

绪　论

一、中医全科医学的形成与发展

全科医学（general/family medicine）是 20 世纪 60 年代末在北美兴起的一门以人为中心，以维护和促进健康为目标，向个人、家庭与社区提供连续、综合、便捷的基本卫生服务的新型医学学科。全科医学有着自己独特的医学观、方法论和学科体系，弥补了高度专科化的生物医学的不足，实现了医学模式的转变，在合理利用卫生资源，降低医疗费用，满足社区居民的健康需求等方面，起到重要的作用。

（一）全科医学发展简史

研究和分析全科医学发展的历史，有助于理解全科医学的基本理念和现实意义，从而更准确地把握中医全科医学所产生的背景和意义。

1. 国外全科医学的发展

在西方，中世纪以前，医生并不是一个正式的职业，多数是牧师、商人或手工业者通过学徒的方式获得医技，并作为副业为公众提供疾病治疗的服务。这些人成为早期医生职业的雏形，被称为治疗者。18 世纪初期，欧洲开始出现少数经过正规训练且以行医为终身职业的医生，这些医生仅为少数富人和贵族阶层服务，被称为"贵族医生"。18 世纪中期，随着社会阶层等级日渐模糊和人们对医疗服务需求的日益提高，一些"贵族医生"以个人开业的方式面向公众提供医疗服务，他们与公众接触频繁、关系密切，深受民众欢迎并得以迅速发展。19 世纪初，英国的《Lancet》杂志首次称这种具有多种技能的医生为通科医生（general practitioners，GPs）。从此，通科医生这一称谓被广泛使用，通科医疗得以快速发展。尽管当时通科医生的水平不高，但他们生活在社区居民之中，能解决病人及其家庭的一般健康问题，受到居民的尊敬，在社区享有很高的威望。到 19 世纪末，通科医生仍占据西方医学的主导地位，有人将 19 世纪欧洲和北美的医学发展称为"通科医生时代"。

20 世纪初，医学及其相关学科迅速发展，奠定了医学教育的科学基础。伴随着医学学科、医疗技术的发展和分化，促进了临床实践的专门化，专科医疗开始发展。1910 年，美国著名教育学家 Abraham Flexner 对美国和加拿大 155 所医学院校的课程设置、教学质量进行现状调查，发表了对医学教育具有历史意义的考察报告。文中极力主张加强生物医学的研究和教学，高度肯定和推荐霍普金斯大学医学院按专科进行教学的做法。在此影响下，各医学院校开始按照专科医生培养模式重新组织教学，不再尽力培养多面手的通科医生。

1910～1940 年是第一次专科化发展的高潮。1917 年，美国眼科医学会率先成立，其他专科医学会及相应的住院医师培训项目相继建立，具有相当规模提供专科化服务的综合性医院遍布各大城市，城市、医院、专科医生成为代表医学进步的标志，通科医生受到冷落。

20 世纪 40 年代末~60 年代末，医学专科化蓬勃兴起，各种专科、亚专科的委员会相继成立。在医院所提供服务越来越丰富的同时，医生的分科也越来越细，一个医生通常只负责医疗服务中某一方面或只对某一器官、系统的疾病进行诊治，专科医生在一个相对狭窄领域中的研究达到前所未有的深度。由于医院里装备了各种先进的仪器设备，集中了一大批掌握现代医学知识和专科技能的专家，从而开始吸引越来越多的患者，社区中的通科医生越来越不被社会重视。到 20 世纪 50 年代末，专科医疗已占据了卫生服务行业的主导地位，而通科医疗面临着衰亡的危机。

随着专科化的过度发展，其服务模式的内在缺陷也渐渐引起人们的关注。如在服务地点上，患者就医的地点从家庭、社区的诊室到了医院；专科医生诊疗更多的是已病的患者，很难提供相应的预防服务；专科医生无法长时间接待患者，很难对患者的背景进行详细了解，对病情的分析、判断则更多地依赖化验和检查。专科化使医疗的可及性、连续性、综合性及人性化服务受到了极大的挑战。同时，人口老龄化、疾病谱改变和医疗费用的迅猛增加，使得民众和政府不堪重负。越来越多的人认识到，专科化医疗不是解决健康问题的唯一或最佳模式。通科医疗的作用又重新受到重视，并被赋予新的内涵。在公众的呼唤、医学界的呼吁和通科医生自身的不懈努力下，1947 年 6 月，代表通科医生的组织——美国通科医疗学会（American Academy of General Practice，AAGP）正式成立。1969 年 2 月，家庭医疗作为第 20 个医学专科的建议得到政府的批准，同时成立了美国家庭医疗专科委员会（American Board of Family Practice，ABFP），负责家庭医疗专科证书的考核与办法，这标志着全科医疗迈入了专业化发展的行列。1971 年，美国通科医疗学会（AAGP）正式改名为美国家庭医师学会（American Academy of Family Physician，AAFP）。20 世纪的全科医生和 18 世纪的通科医生有着相似之处，但面临着完全不同的历史背景和职业使命，这就决定了他们在服务理念和水平上有着质的区别，全科医生的回归并不是历史的简单重复。

专业化对全科医生提出了更高的要求。从 1970 年开始，只有完成为期 3 年的家庭医疗住院医师培训项目，并通过综合性考试之后，才能获得美国家庭医疗专科委员会颁发的有效期 6 年的专科医师证书，获得全科医生的执业资格。自此，全科医学作为解决临床和预防分离、卫生资源分布不均和医疗费用上涨等问题的有效途径，得到政府和医学界的广泛认可，全科医学在世界范围内得以快速发展。

1972 年，世界家庭医生组织（the World Organization of National Colleges，Academies and Academic Association of General Practitioners/Family Physicians，WONCA）在澳大利亚墨尔本市正式成立。中国于 1994 年成为 WONCA 的正式成员国。2013 年，布拉格 Wonca 大会上新任主席 Micheal Kidd 在发言中提到，目前已有 118 个成员，代表着 130 个国家和地区的家庭医生。

2. 国内全科医学的形成与发展

全科医学正式引入我国是在 20 世纪 80 年代末。1986~1989 年，WONCA 专家几次来华访问，建议我国开展全科医疗。1989 年，卫生部在首都医科大学成立了国内首家全科医学培训中心，北京市成立了北京全科医学会。在 WONCA 的支持下，1989 年底，卫生部、中华医学会等单位举办了第一届国际全科医学学术会议，促进了全科医学在国内医学界的传播。1993 年，中华医学会全科医学分会正式成立，成为我国全科医学发展的标志性事件。

1997 年 1 月，《中共中央、国务院关于卫生改革与发展的决定》中明确提出"加快发展全科医学，培养全科医生"；"改革城市卫生服务体系，积极发展社区卫生服务，逐步形成功能合理、方便群众的卫生服务网络"。1997 年 11 月，首次全国社区卫生服务工作现场研讨会在济南召开，要求全国各地总结经验、深化改革，积极发展社区卫生服务全科医学模式。1999 年 7 月，卫生部等 10 个部委局印发《关于发展城市社区卫生服务的若干意见》，这是我国第一个关于社区卫生服务的全国政策指导性文件。2000 年，卫生部印发《发展全科医学教育的意见》，提出"发展全科医学教育，建立适合我国国情的全科医学教育体系，造就一支高素质的社区卫生服务队伍，是建设面向 21 世纪的社区卫生服务体系的重要保障"。

中医学本身即具有全科属性，自全科医学进入我国之后，就引起中医学界的重视。1997 年，山东中医药大学成立全科医学研究室，1999 年 9 月，率先在全国高等中医院校开办中医学（全科医学方向）专业的试点，进行中医全科医学人才培养和学科建设的探索。2006 年 2 月，国务院下发《关于发展城市社区卫生服务的指导意见》，我国的基层卫生服务工作全面提速，文中强调"在预防、医疗、康复、健康教育等方面，充分利用中医药和民族医药资源，充分发挥中医药和民族医药的特色和优势"。为了进一步落实国务院精神，卫生部、国家中医药管理局制定了《关于在城市社区卫生服务中充分发挥中医药作用的意见》，指出要在"城市社区卫生服务网络建设中，合理配置和充分利用中医药资源，完善社区中医药服务功能"。2008 年，全国中医药工作会把中医药"进农村、进社区、进家庭"作为重要内容，让农村、社区、家庭等基层也能方便地获得中医药医疗和保健服务。

2009 年 4 月，《中共中央、国务院关于深化医药卫生体制改革的意见》是我国医疗卫生事业发展从理念到体制的重大变革，提出加快推进基本医疗保障制度建设、初步建立国家基本药物制度、健全基层医疗卫生服务体系、促进基本公共卫生服务逐步均等化、推进公立医院改革试点，完善以社区卫生服务为基础的新型城市医疗卫生服务体系，建立健全覆盖城乡居民的基本医疗卫生制度，为群众提供安全、有效、方便、价廉的医疗卫生服务。为深入贯彻医药卫生体制改革精神，2011 年 7 月，国务院颁布《关于建立全科医生制度指导意见》，指出"到 2020 年，在我国初步建立起充满生机和活力的全科医生制度，基本形成统一规范的全科医生培养模式和'首诊在基层'的服务模式，全科医生与城乡居民基本建立比较稳定的服务关系，基本实现城乡每万名居民有 2～3 名合格的全科医生，全科医生服务水平全面提高，基本适应人民群众基本医疗卫生服务需求"，使我国全科医生的培养和全科医疗的发展愈加规范。

（二）全科医学及中医全科医学产生的背景

全科医学是在通科医疗的基础上，为了克服和弥补专科医疗的不足，顺应大众对健康的整体需求，向个人及家庭提供综合性的可及的医疗服务而发展起来的，是特定历史条件下的必然产物。中医学和全科医学在医学观和服务模式上高度吻合。中医全科医学的产生是中医学与全科医学的融合，是中医学理论体系和临床实践的新发展。从其发展的背景来看，主要与下列因素有关。

1. 人口因素

随着世界各国的经济发展，大众生活水平提高、卫生事业迅速发展，使居民人口死亡率显著下降，人口迅速膨胀，维护健康成为个人、家庭和国家的主要支出之一；同时，随着生活水平提高，生活节奏加快，和对卫生服务的更高需求，导致了卫生服务能力和公众健康需求之间的尖锐矛盾。仅靠建立更多的大型综合性医院，提供更为高精尖的专科医疗服务，并不能良好解决这个问题。

随着人群平均预期寿命的迅速增长，老年人口所占比例不断增加。联合国规定，在一个国家或地区的总人口中，60 岁和 60 岁以上人口所占的比例超过 10%，或 65 岁和 65 岁以上人口所占的比例超过 7%，就属于老年型社会。据《中国老龄事业发展报告（2013）》指出，2012年我国老年人口数量达到 1.94 亿，老龄化水平达到 14.3%，并且随着时间的推移，老龄化情况将日趋严重。人口老龄化是当今世界的重大社会问题，高度专科化的生物医学因其医疗服务的狭窄性、片面性和高费用，已不能解决这些问题。如何在社区发展各种综合性、经常性的医疗保健照顾，帮助老年人全面提高生活质量，已成为各国公众和医学界共同关注的焦点。

2. 家庭因素

现代家庭类型以核心家庭居多，据统计绝大多数社区核心家庭占到 60% 以上。核心家庭规模小，家庭应对卫生、教育等问题的能力不足，与家庭有关的健康问题增多，如抑郁、身心疾病、药物依赖和酗酒等，家庭成员对医护的依赖性明显增强。核心家庭与健康、疾病的关系已引起医学界的高度重视，家庭及其成员越来越需要初级保健医生的指导和帮助。医生走进家庭、家庭拥有自己的医生已成必然趋势。

3. 疾病因素

到 20 世纪 80 年代，由于社会的进步，生物医学防治手段的发展与公共卫生的普及，以及营养状态的普遍改善，传染病和营养不良症在疾病谱和死因谱上的顺位逐渐下降，而慢性退行性疾病、与生活方式及行为有关的疾病成为影响人类健康的主要疾病，心脑血管疾病、恶性肿瘤及意外死亡已经成为世界各国居民共同的前几位死因。

疾病谱和死因谱的变化，对医疗服务模式提出了更高的要求。各种慢性疾病发病机制复杂，常涉及身体的多个系统、器官，而且与生活习惯、行为方式、心理、社会因素等有关，这就要求医生能够提供长期的、连续的，而且是综合性的医疗保健服务，目前专科医疗无法承担这一重任，而全科医学可以很好地满足这类需求。

4. 医院因素

各级医疗机构的单一专科医疗服务模式，促使医院片面追求大型诊疗仪器的配备，同一地区大型医疗设备重复购置，导致了资源配置的不合理。专科医生的单纯治病态度疏远了医患关系，医生与病人的交往只限于诊治疾病，很少关心病人的心理、行为、居住和工作环境以及家庭等影响因素。

近年来中医贴近基层医疗、贴近人民群众的特色逐渐消失，医院模式的专科化服务已明显暴露出其内在的局限性和片面性。具体表现在：①中医院存在西医化现象，医院模式的专科化服务以治疗为主，忽视预防、保健和康复，过度依赖大型仪器设备，中医的优势病种不明确，逐渐形成以药养医、以设备养医；②中医特色得不到发挥，治未病是中医的核心理念，但在医院模式下，仅能使所在地区人口的 15% 受益，去医院治疗的病人，大多数已经失去了最佳的治未病时机；③服务时间局限，中医院只能为患者提供片段的医疗服务，不能实现中医强调的因人、因时、因地制宜，也不便于对患者的治疗效果进行连续追访；④服务方法局限性，中医院的医生长期只关注某一专科疾病的诊疗，临床思维固化，治疗方法重复，过多倚重汤剂或中成药而忽略其他传统的综合性、多样化治疗手段；⑤服务模式局限性，医院通常只为需要高技术、专科化服务的病人提供住院治疗，很少涉及社区和家庭保健。这些都使得中医药与群众生活渐行渐远，明显影响了中医药服务的可及性，尤其是需要长期护理的老年、慢性病患者及家庭。总之，卫生服务模式的单一成为制约中医发挥作用的重要因素，中医卫生服务模式的多元化发展势在必行。

5. 经济因素

主要是医疗手段的高科技化、过度专科化的医疗、不规范的药物营销和使用，导致的药费上升过快，使政府、单位和个人都难以承受。而且，尽管医疗投入急剧增长，但在改善人类总体健康上却收效甚微。数据显示，85%以上的医疗资源消耗在15%的重病人身上，仅剩15%的资源用于大多数人的初级卫生保健，这种资源的不合理消耗不仅令政府不堪重负，也令公众十分不满，中医学原来所具有的"简便廉验"的临床特色也得不到有效的发挥，因此迫切需要改变医疗服务模式。

6. 其他因素

主要是医学模式因素。医学模式是指医学的整体思维方式或方法，即以何种方式解释和处理医学问题，又称为医学观。医学模式受到不同历史时期的科学、技术、哲学和生产方式等方面的影响，在历史上曾经有过多种不同内容的医学模式。在古代，最初人类对于疾病只能乞求神灵的保佑。随着历史的发展，人类在与疾病的斗争中不断积累朴素的理性认识，阴阳五行学说就是古代医学观的代表。18世纪以后医学获得迅速发展，人们从生物体、生态学角度去认识和控制疾病，生物医学模式成为医学界占统治地位的思维方式，也成为大多数专科医生观察处理本专科问题的基本方法。但这一模式无法解释某些疾病的心理－社会病因，以及疾病造成的种种心身不适，更无法解决慢性病人的心身疾患和生活质量降低等问题。随着疾病谱的转变和病因、病程的多样化，生物医学模式的片面性和局限性越来越明显。

由于以上种种原因，在20世纪50年代后期，医学界掀起了一场医疗服务模式改革的浪潮，全科医学被推到了改革的前沿。

二、全科医学与中医学的同一性

中医学之所以历经数千年而不衰，至今仍在人类的医疗保健中发挥着不可替代的作用，是其自身哲学思想、医学理论、诊疗方法的科学性、先进性和优势所决定的。随着疾病谱的变化、老龄化社会的到来和健康观念的转变，中医学的优势与特色日益凸显。产生于20世纪60年代的全科医学有别于现代医学专科化发展的趋势，提出了新的医学理念与医疗服务模式，与中医学十分相似，这就给中西医结合与发展带来了新的契机。中医全科医学的建立和发展，是中医学适应时代和民众需要，发扬其特色和优势的又一次机遇。

中医学的基本理论与诊疗方法重视整体性、全面性和实用性，如天人合参的整体观、阴平阳秘的健康观、内外相因的疾病观、辨证论治的诊疗观、未病先防的预防观、药食并重的营养观、形神并调的养生观等。这些都在全科医学的体系中有所体现甚至基本一致，如"以人为中心""以社区为范围""以预防为导向""个体化照顾"等。全科医学的兴起，不但指导着现代医学从局部走向整体、从整体走向系统、从疾病走向健康，而且在很多方面与中医学逐步达成共识。因此，结合全科医学研究中医学，有助于加深对中医学的理解；同样，结合中医学研究全科医学，也能促进现代医学包括全科医学的发展，二者相得益彰。

（一）医学思维

全科医学遵循生物－心理－社会医学模式，这种整体医学思维与中医学的整体观念非常一致。中医学的整体观念认为人是一个有机整体，人体与自然界也是一个密切联系着的整体。人体本身不仅是个有机整体，而且作为万物之灵，生活在自然界和社会之中，与自然和社会的发展有着密切联系，因此自然、社会环境与人的健康、疾病息息相关。这种"天人相应"的整体理论，在全科医学中，则阐释为人所具有的双重属性——生物属性和社会属性，即人为自然之物，又为社会之人。生物医学的明显缺陷在于它忽视了人的社会属性，把人看作纯粹的生物体，把疾病视作偏离正常的可测量的生物变量。而现今已经影响人体健康的原因有营养、环境和行为三大要素，社会因素几乎成为所有疾病的最终原因，医学的发展需要从整体意义上正确地、全面地把握健康和疾病的本质，将生物、心理、社会因素结合起来认识健康和疾病，因而传统的生物学模式逐渐被现代的生物－心理－社会医学模式所取代。全科医学提出的整体医学思想与中医学不约而同，回归到医学的本质，同时很好地弥补了生物医学模式的不足。

（二）诊疗方法

全科医学诊疗方法与中医学有着相似性，主要表现在以下几个方面。

1. 整体性照顾

在中医学的整体治疗观与全科医学的生物－心理－社会医学模式的指导下，全科医疗与中医临床就不只是着眼于"病"，而是着眼于"人"。疾病是受个体体质禀赋、季节气候、地理区域等多种因素制约和影响的复杂过程。因此，治疗时除了必须通过对症状、体征及实验室检查等有关资料进行分析，以找出和抓住疾病的主要矛盾外，还需进一步考虑各种影响因素，对处方用药做出适当调整，以提高治疗效果。这也就是中医所强调的因人制宜、因时制宜、因地制宜。另外，整体医学观认为健康的定义为阴阳的动态协调平衡，疾病则是这种平衡被破坏。因此，治疗从总体上说就是通过调整阴阳，以达到新的动态平衡，即《内经》所说的"谨察阴阳所在而调之，以平为期"。

2. 基层门诊治疗

全科医疗提出"以家庭为单位""以社区为范围"的诊疗特点，与中医学一样，均以基层门诊为主，同为基层百姓真正需要的医学，对于基层百姓有着同样的亲和力。

不可否认的是，中医学在现代发展中出现了本位特色缺失等现实问题。全科医学的理念趋向中医，而中医学在现代却向生物医学靠拢，这是值得我们反思的。社区基层是彰显中医诊疗特色的最佳场所，开展社区中医药卫生服务也正是中医回归本位的最佳机遇。

3. 个性化诊疗

中医学认为人处于自然界和社会的动态变化中，影响其健康和疾病的因素是多方面的、十分复杂的，因此发病也因人而异。既然发病因人而异，那么治疗就不能千篇一律，所以中医学强调辨证论治，并在这种诊疗思维的指导下提出"因人制宜"的治疗原则。全科医学在临床实践中也逐渐发现了生物医学的局限性，承认个体发病的特异性，提出"以人为中心"及人性化照顾的原则，并且在这种原则的指导下，主张个性化诊疗。显然，在这方面中医学与全科医学趋向同一。

4. 兼通各科

全科医学与中医学一样，重视临床各科的兼通，重视医疗技术的全面掌握。《内经》提到的治疗手段和方法就涵盖了针灸、砭石、导引、按跷、祝由、汤液等，内容非常丰富。清代医家徐大椿指出，凡学医者要以"通科"为目标。中医最重要的治病手段是中药和针灸，历代都是药石并举、针灸并用。宋代校正医书局所刊《新校备急千金要方·序》云："后之留意于方术者，苟知药而不知灸，未足以尽治疗之体，知灸而不知针，未足以极表里之变，如能兼是圣贤之蕴者，其名医之良乎。"《史记·扁鹊仓公列传》记载："扁鹊名闻天下，过邯郸，闻贵妇人，即为带下医；过雒阳，闻周人爱老人，即为耳目痹医；来入咸阳，闻秦人爱小儿，即为小儿医。随俗为变。"可知中医历来主张各科兼通，而分科施治只是在具体临床时有所侧重。

三、全科医学的医学观

全科医学的精髓在于其观察和解决问题时所秉持的医学观。医学观就是对医学的本质、构成和目的的根本看法，具体可以包括对生命、健康、疾病、卫生服务等医学及其相关问题的基本认识。全科医学的整体医学观，和中医学所秉承的整体观念是相同的，两种医学在医学观上的一致性，为其交叉融合形成中医全科医学奠定了基础。

（一）医学模式

医学模式是人类维护健康和防治疾病的经验总结，是在不同历史时期，人们观察与处理医学问题的基本思想与方法，是人类对健康与疾病的总体特点和本质的一种高度概括。在医学发展的过程中，出现过不同种类的医学模式，由远及近，分别是神灵主义的医学模式、自然哲学医学模式、机械论医学模式、生物医学模式及生物－心理－社会医学模式。对现代医学发展影响最大的是生物医学模式和生物－心理－社会医学模式。

1. 生物医学模式

生物医学模式与医学专科化的进程同步发展，并不断促进医学科学的进步，也是多数专科医生观察处理本专业问题的基本思路和方法。生物医学模式的基本特点可以概括为还原论和身心二元论。还原论是从简单的基本原理中推导出复杂现象的哲学观点，把复杂的生命现象进行简化，再使用还原的方法追求特异性，致力于寻找每一种疾病特定的病因、生理病理和生物化学变化，并开发相应的生物学治疗方法，多采用单因单果直线式思维。身心二元论是把人体看成普通的生物体，割裂精神和躯体之间的联系，忽视心理对健康的深刻影响。

不可否认生物医学为传染病和感染性疾病的防治发挥了重大作用，为人类取得第一次卫生革命的胜利做出了巨大贡献。但随着疾病谱的改变，生物医学模式的片面性和局限性也日益明显。其过多地关注疾病本身，而忽略了人的健康需要；不重视患者的整体性和人文社会背景，导致医患关系疏远，病人依从性降低；医学思维的片面、封闭，较多地着眼于躯体的生物活动过程，很少注意行为和心理过程。这些都使得生物医学模式已难以全方位解决人类复杂的健康问题。

2. 生物－心理－社会医学模式

20 世纪 50 年代以来，疾病谱和死因谱发生了根本性的变化，急慢性传染病和寄生虫病不再是威胁人们的主要疾病，而心脏病、恶心肿瘤和脑血管病占据死因的前三位。这些疾病都属于慢性疾病，造成这类疾病的原因也是多方面的，与心理、社会和环境因素密切相关。面对这些，生物医学模式已不能提供全面有效的防治，迫切需要一种新的医学模式来推动医学学科的进步。1977 年，美国精神病学和内科教授 Engel. GL 在《科学》杂志上发表了《需要新的医学模式——对生物医学的挑战》，呼吁修改旧的医学模式，建立新的生物－心理－社会医学模式。

生物－心理－社会医学模式的基本观点是在考察人类的健康和疾病时，对病因、病理、症状、诊断、治疗、护理和康复的分析、判断、对策都必须重视心理、社会因素的影响，认为人的心理与生理、精神与躯体、机体的内外环境是一个完整的统一体。

生物－心理－社会医学模式是一种多因多果、立体网络式的系统论思维方式。它认为人的生命是一个开放系统，通过与周围环境的相互作用以及系统内部的调控能力决定健康状况，强调生物学、个人、家庭、社区和社会系统多层次关系对疾病的影响。可以看出，新的模式并非对生物医学模式的简单否定，而是一种升华。

（二）健康观

1948 年，世界卫生组织将健康定义为"健康不仅仅是没有疾病或虚弱，而且包括身体的、精神的健康和社会幸福的完满状态"。从生物－心理－社会医学模式的角度来看，健康至少应包括以下三个方面。

一是身体的健康，即保持身体整体结构和功能的良好状况，没有不能治愈或控制的疾病，没有不能康复的躯体残疾，没有持续的不适或虚弱，生理需要能得到基本满足。

二是精神的健康，即心理上没有影响个人情绪和行为的严重矛盾冲突，个性能得到自然的发展，并能适应社会生活的要求，能自如地应付各种紧张状态，能适应各种变化，没有不良的行为方式和习惯，没有明显的精神活动异常。

三是社会状态的健康，即能适应社会道德、文化准则和行为规范的要求，能在社会生活中保持积极向上的精神，没有明显影响身体健康的社会关系冲突，能有效地利用各种社会资源，并能在社会生活中满足个性发展和自我实现的需要。

对健康的基本认识，决定了人们如何防治疾病和维护健康。生物医学的健康观是"健康等于没有疾病"，人们将注意力集中在对疾病的防治上，认为医学的目的就是治疗疾病。在新的医学模式指导下，1992 年 WHO 组织了 GOM 国际研究小组对医学目的进行重新审视，在其研究总结报告中明确指出，生物医学危机的根源是医学目的偏差，而不是手段的问题。错误的医学目的必然导致医学知识和技术的误用，照此以往，医学发展将是在全世界制造承担不起的不公平的医学。并提出了新的医学目的应该有四条：预防疾病和维护健康；解除疼痛和痛苦；治疗疾病和照料不治之症；避免早死和提倡安详的死亡。

健康是一个整体概念，并不是身体健康、精神健康和社会健康的简单相加，而是相互作用、相互促进的结果。健康是一种状态，健康的人并不是没有问题，而是在面对各类健康问题时，能够有效地应对和解决。从这个角度上讲，中医所强调的"圣人治未病"的圣人就是患者自己或者家人，而全科医生的责任不仅仅是治疗疾病，而重在通过各种方式让越来越多人学会维护健康。

第一章　中医全科医学的基本概念

第一节　中医全科医学

一、全科医学的定义与特征

（一）全科医学的定义

全科医学又称家庭医学（general practice/family medicine），是由西方通科医生长期实践逐渐演化而来的，具有独特价值观和方法论的医学知识和技能体系。不同学者对全科医学的概念有着不同的界定。美国家庭医疗委员会在1984年对家庭医学定义为：家庭医学是一种整合生物医学、行为医学及社会科学的专科，其知识和技能的核心源于传统的开业医师和以家庭为范围的独特领域，而不以病人的年龄、性别或器官系统的疾病来分科。家庭医学的训练，除了提供以家庭为单位的照顾外，还要对病人负起持续性健康照顾的责任，在医疗系统中担任提供协调病人照顾的独特专业性角色。

我国学者将全科医学定义为：全科医学是一个面向社区与家庭，整合临床医学、预防医学、康复医学以及人文社会学科相关内容于一体的综合性临床二级专业学科；其范围涵盖了各种年龄、性别，各个器官系统以及各类健康问题/疾病。其主旨是强调以人为中心、以家庭为单位、以整体健康的维护与促进为方向的长期负责式照顾，并将个体与群体健康照顾融为一体。

全科医学在国际上已逐渐形成了与传统生物医学有着明显区别的，具有独特医学观和方法论，具有较系统学科理论的临床学科。全科医学的兴起弥补了当今高度专科化的生物医学的不足，实现了现代医学模式的根本性转变。建立全科医学学科的目的就是实现医学模式转变，建立起整体性的健康照顾思维模式和原则，指导全科医生充分利用社区及家庭资源，开展以人为中心的健康服务。

（二）全科医学的特征

1. 是一门综合性的临床医学学科

全科医学从其学科定位来说，是一门临床医学学科，但其内容不仅涉及内科、外科、妇产科、儿科等临床医学学科，而且包含了社会医学、行为医学、预防医学、环境医学、医学伦理学、医学哲学等相关学科。正是因为全科医学包罗万象，很容易让人误解全科医学只是相关学科知识和技术的简单组合，甚至怀疑全科医学学科的存在价值。在这里，整体并不是简单地等于部分之和，整体的特征表现是在统一目的下各部分之间相互联系、相互作用的结果。就如木材、砖块、水泥、石灰等建筑材料的简单堆积不可能造出合格的房子，只有建设者运用建筑学

NOTE

的原理和技艺，才能建成高楼大厦，我们决不能否定建筑学在其中的重要作用。同样，来自其他基础学科的知识和技术就像是建筑材料，全科医学的价值观、方法论和由此产生的基本理念就像是建筑学原理和技艺，而全科医学的目的就是建造适合当今卫生服务发展的房子。实际上，任何学科都自有其特征鲜明的价值观和方法论，这些原则贯穿于整个学科的内容和实践活动，是学科的灵魂。全科医学的灵魂就是整体医学观。

2. 是一门广度上的医学专科

全科医学在服务内容、照顾方法和满足需求上是多元的、综合的，但从本质上看，它是一个处理社区常见健康问题的综合性专科，是一个关于基层医疗、初级卫生保健、社区卫生服务的医学专科。其他临床医学专科多是在一定领域或范围内不断朝纵深方向发展，分科越来越细，服务层面越来越窄，是一种深度上的医学专科，而全科医学是在一定的深度上朝横向发展，是一个独特的广度上的医学专科。一定的深度是指处理社区常见的健康问题适宜、适用的知识和技术，而不是以专科化的倾向处理疑难重症；独特是指维护健康，满足健康需求的大目标下，全科医学除了综合了各科的知识和技术之外，还形成了自身的新观念、新知识和新技术；广度是指全科医学解决问题的范围越来越宽广，服务内容越来越丰富、全面。

3. 是一门以家庭为保健单位的医学学科

全科医学充分认识到家庭与个人健康之间存在的密切关系，十分重视家庭对健康的作用。所以，重视家庭成为全科医学最鲜明的专业特征，也是许多国家和地区称其为家庭医学的主要原因。全科医学把家庭作为其实现服务目标的着力点，是因充分考虑到了家庭在整个社会生活中的重要地位、家庭对个人健康的影响中的主导地位，通过家庭的参与和支持，更深入、更全面地维护个人健康。将家庭这一要素引入医学和医疗之中，同时兼顾个人和社区，这是全科医学区别于其他专科医疗和一般基层医疗服务的重要基础。

4. 是一门重视人文社会科学的医学学科

其他临床医学学科十分注重技术的先进性和高水平，以此为学科发展的最重要标志，其目标是着力解决各类临床疑难问题。全科医学虽然也强调技术水平的重要性，但其目标是从人的需求和健康出发，从这一点上，说明其更注重人文社会学科在其服务中的重要性。因为全科医生只解决常见的、一般的健康问题，有一定深度的技术水平就可以了，疑难问题完全可以通过和专科医生的良好合作得到解决。全科医学的研究对象是完整的人，也就是说其关注的不单是人的生物属性，而且是有人的心理活动和社会属性，在服务过程中，全科医学注重人胜于注重病、注重伦理胜于注重病理、注重满足病人的需要胜于注重对疾病的诊疗。全科医学是必须了解人、理解人，着重满足患者和健康人需要的学科，是最具人性化的医学学科。

二、中医全科医学的定义与特征

全科医学对于现代医学最大的贡献在于真正实现了医学模式的转变。中医全科医学立足于保持中医学特色与优势的基础上，融合全科医学的思想及模式，创立集预防、治疗、保健、康复、健康教育于一体的具有中国特色的新型医学学科。

（一）中医全科医学的定义

中医全科医学是以中医学为核心，结合全科医学的特点，融合行为科学、社会科学等其他相关学科最新研究成果而形成的一门具有独特价值观和方法论的综合性中医临床医学学科。中医全科医学是对中医学理论体系和临床实践的丰富与发展。包括三方面的内容：①深化中医学在长期服务基层中积累的理念及经验，如治未病、整体观念、辨证论治、适宜技术等；②移植全科医学的知识、方法和技术，如家庭、社区观念的引入，借助基层卫生服务发展这一新平台，让中医走进家庭、走进社区等；③以中医更好地服务基层为目的，通过完善中医学的理论体系和服务模式，产生新观念、新知识、新方法和新技术。中医全科医学要以人为中心，以维护和促进健康为目标，为个人、家庭与社区提供连续、综合、便捷的中医药服务。中医全科医学不仅要从学术上提高中医的理论水平，而且要从服务模式上为中医药在社区的应用提供保障和支持，从而有效提高中医的临床服务水平。

中医的整体观、辨证施治、治未病等核心观念，通过中医全科医学学科的发展可望得到进一步的阐释和推广。中医全科医学的发展将有望对新世纪医学模式的转变、卫生政策制定和健康服务业等领域的改革和创新带来深远的影响。因此，开展中医全科医学的研究，推动中医全科医学的发展，正是中医学主动适应和促进医学模式转变的过程。

（二）中医全科医学的特征

1. 丰富和发展中医学的全科特性

现代中医学服务模式主要立足于医院，导致了中医学诊疗模式的"西化"倾向，抹杀了传统中医学的"全科"特点。

作为一门新兴的医学学科，中医全科医学应该具备以下 5 个要素。①基本观念：建立整体医学观，除天人相应、五脏一体、形与神俱等中医学理论外，还要强调中医学在卫生服务过程中的整体观及中医学在医事管理中的整体观。②方法论：采用系统整体性方法，立足于生物－心理－社会医学模式，把握三因制宜，注重病人及其健康问题的时空背景和联系。③中医全科医疗的原则和特征。④具体的服务方法或手段，如以人为中心的中医健康照顾方法、以家庭为单位和社区为范围的服务方法、中医治未病的服务策略、中医服务团队建设和中医全科医生自我发展、社区常见健康问题的中医药评估及照顾方法等。⑤服务内容：发挥中医简便验廉的特点，为社区居民提供具有连续性、综合性、协调性、整体性、个性化和人性化的健康服务。

2. 实现中医学与全科医学的融合

中医全科医学的综合性，具体表现为中医学各临床学科的综合、中医学各种治疗手段的综合、中医学与现代医学及其相关学科的综合，甚至是中医学与社会学、伦理学、经济学、管理学等非医学学科的综合。由于涉及如此众多的学科，很容易使人产生误解，即中医全科医学是否属于中医学的范畴。"以学统术"是中医学学术发展的基本思路，判定某一学科是否属于中医学的关键，是看其是否受中医基本理论的指导，如穴位注射，虽然方法是现代医学的，药物也是现代医学的，但其应用的经络理论是中医的，那么穴位注射就是对中医治疗方法的丰富。同样，中医全科医学必须在中医理论指导下，中医学的整体观念、辨证论治、三因制宜、治未病等医学思想，同样是中医全科医学的精髓所在。因此，中医全科医学一定是以中医学为核心的医学。

3. 提供基层中医药发展的新模式

推进初级卫生保健是国家实现人人享受卫生保健的核心策略。传统中医大多有着自己的诊疗区域，服务于一定的人群。中医全科医学必须立足于社区基层，以满足和实现社区卫生服务的个性化、人性化的需要。中医对疾病的诊疗简便易行，不需昂贵的设备、精密的仪器，且实用有效，十分适宜在社区开展工作。

4. 体现中医药人文精神

中医学从中国传统文化中汲取了丰富的营养，本身就十分注重人文社会科学，注重医德修养和人文关怀。中医学历来称"医乃仁术"，认为"上医医国，中医医人，下医医病"，把治病、救人、济世看作三位一体。《素问·著至教论》曰："上知天文，下知地理，中知人事，可以长久，以教众庶，亦不疑殆。医道论篇，可传后世，可以为宝。"指出医者既要博学多才，更要重视医德。《大医精诚》更被视为行医必备之操守。中医全科医学继承了中医学的这些特点，也融入了现代人文社会科学和全科医学的新理念，在强调技术水平重要性的同时，更注重卫生服务艺术水平的重要性和必要性。

第二节　中医全科医疗

中医全科医疗借助于家庭和社区这个平台，发挥中医在基层卫生服务中的传统优势，为社区居民提供中医药健康服务。

一、全科医疗的定义与特征

（一）全科医疗的定义

全科医疗是在通科医疗的基础上发展起来的一种新型的基层医疗模式，是对全科医生所从事的医学实践活动的总称。它具备了两个整合：一是整合了生物医学、行为科学和社会科学的最新研究成果而发展起来的一种新型的基层医疗模式；二是整合了内、外、妇、儿等各临床专科的医疗服务，具有"通科"的特点。全科医疗又是一种以个人为中心、家庭为单位、社区为范围的，具有连续性、综合性、整体性、个体化、人性化和防治保健教一体化的医疗保健服务，能满足病人及其家庭的完整需要，是医疗保健系统的基础和"门户"。

（二）全科医疗的特征

要比较完整地理解全科医疗中的"全"字，至少要包括5个方面的内容。①全人：即主动服务于社区的全部居民，包括健康人和患者，涵盖妇女、儿童、老年人等各类人群。②全科：即整合内、外、妇、儿等各种临床专科的综合性服务。③全位：即开展生物－心理－社会医学模式的全方位照顾。④全体：即服务层面兼顾个人、家庭和社区，提供预防、治疗、保健、康复和健康教育等一体化服务。⑤全程：即针对居民/家庭进行生命周期全程的健康服务和管理。

全科医疗的基本特征主要包括以下方面。

1. 人性化照顾

对专科医生而言，疾病是固定的，患者是变化的，而对全科医生来说，患者是相对固定的，疾病却是变化的。因此，以人为中心，是全科医疗的重要特征之一。全科医疗从传统生物医学单纯研究"人的病"转为研究"病的人和健康人"，重视人胜于重视疾病，将患者看作有生命、有感情、有个性的人，而不仅仅是疾病的载体。其照顾目标不仅是有病的器官，更重要的是服务对象的整体健康。

2. 综合性照顾

综合性照顾是全科医学为人的健康提供"全方位"或"立体性"照顾的具体体现，表现为：在服务层面上，涉及生理、心理和社会适应各个方面，应用生物－心理－社会医学模式进行临床思考，从多角度认识和解决人的健康问题；在服务范围上，涵盖个人、家庭及社区；在服务内容上，根据社区居民的健康需求，为其提供预防、医疗、保健、康复、健康教育和中医药健康服务；在服务对象上，不分年龄、性别和疾病类型，不分科别。强调人是一个整体，人体的内部环境和外界环境相互作用，始终处于动态平衡的状态。

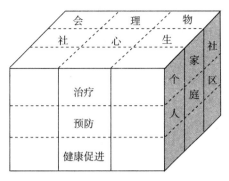

图1-1 综合性照顾示意图

3. 连续性照顾

连续性照顾主要指全科医生在服务过程中，保持责任和关系的连续性，是提供综合性服务的基础。连续性照顾不因某种疾病的治愈而终止，不受时间、空间的限制，也不与是否患病有关。连续性可以从以下几个方面来理解：①对生命周期的连续性照顾。人生的各个时期都可覆盖在全科医疗服务之内，根据服务重点和目标的不同，提供有针对性的健康服务。②对疾病阶段的连续性防治。在健康—疾病—康复的各个阶段，全科医疗对其服务对象负有三级预防的不间断责任，实现对服务对象全程的健康和疾病管理。③对服务对象的连续性责任。任何时间、地点，包括服务对象出差、旅游或住院、医院会诊期间，全科医生都对其负有连续性责任，根据病人的需求随时提供服务。

4. 协调性照顾

全科医生处于整个医疗保健服务网络的"枢纽"位置，其不仅掌握各类医疗机构和专家的信息，也熟知家庭和社区支持服务系统的状况。他是整合和协调各种资源，为社区居民提供健康服务的"健康代理人"。

全科医生的协调作用通常表现在通过会诊、会谈和转诊等措施，积极协调专科医生、患者家庭之间的关系，共同解决患者的问题，从而确保患者获得准确、高效和优质的健康服务。

5. 可及性照顾

全科医疗是一种以门诊为主体的基层医疗保健服务，是公众为其健康问题寻求卫生服务时最先接触、最常利用的医疗保健机构，是整个医疗保健体系的门户和基础。全科医生能以简便、安全、经济、有效的医疗技术手段解决社区居民80%~90%的健康问题，并根据需要及时对患者进行转诊服务。全科医疗服务机构设置在社区之中，相对固定的状态使得全科医生可以了解本社区全体居民的健康状况，这种地理上的接近、使用上的方便、关系上的密切、结果上的有效及经济上的可接受性等一系列优势，使得全科医疗成为人人可以享有的、体现社会公平的、具有最大可及性的卫生保健服务。

6. 以家庭为单位的照顾

以家庭为保健单位的原则是全科医学作为一门独特学科的重要基础，也是全科医学最鲜明的专业特征。家庭是全科医生的服务对象，又是其诊疗工作的重要场所和可利用的有效资源。全科医学吸收了社会学中有关家庭的理论和方法，重视家庭与健康的相互影响，发展了一整套家庭医疗的知识和技能。

7. 以社区为基础的照顾

社区是影响个人和家庭健康的重要背景，服务于社区是全科医疗的基本宗旨之一。全科医生工作在社区中，熟悉社区环境对居民的健康影响，容易协调社区中的各种资源，因此全科医生在处理个人、家庭健康问题时，需要运用以社区为基础的照顾原则和方法，研究健康与疾病的社区背景，明确疾病发生发展的社区影响因素，了解社区人群常见的健康问题及其特点，了解社区居民对卫生服务的需求和利用情况，动用社区各种资源，通过有计划的社区干预，有效地控制疾病在社区的流行，提高社区居民的整体健康水平。

8. 以预防为导向的照顾

全科医疗着眼于服务对象整体健康的维护和促进，即在健康、亚健康以及疾病早期阶段提供服务，这也是全科医学有别于一般临床医疗的突出特征之一。从服务的时程看，全科医疗注重并实施"生命周期保健"，即根据服务对象生命周期不同阶段中可能存在的危险因素和健康问题，提供不同层级的预防；从服务条件看，全科医生是第一线的医生，与社区居民接触最频繁，能了解到疾病发生、发展的各个时期以及个人、家庭发展的各个阶段，因此更方便提供一、二、三级预防服务。

9. 团队合作的工作方式

全科医学发展的历程证明，全科医生不是全能医生，全科医疗的综合性、持续性和协调性等健康照顾的目标仅靠全科医师孤军奋战是无法实现的，必须大力倡导团队合作的工作方式。即以全科医生为核心，各类医护人员、社会工作者及社区义工等协助参与，组成各类健康照顾团队，通过发掘、组织与利用社区内外一切可以利用的医疗与非医疗资源，为服务对象提供立体网络式的健康照顾。

10. 以生物 - 心理 - 社会医学模式为基础

全科医学以系统论、整体论为哲学基础，强调人作为自然和社会大系统中的一部分，人的健康应该是身体、心理和社会均处于良好状态，而没有疾病只是整体健康中的一部分。因此，生物 - 心理 - 社会医学模式不仅是全科医学的理论基础，也是全科医生提供服务的一套必需的、自然的程序。

二、中医全科医疗的定义与特征

（一）中医全科医学的定义

中医全科医疗是在中医学和全科医学的基本理论指导下，整合多学科领域的知识和技能，发挥中医学在基层卫生服务中的特色和优势，解决社区常见健康问题的一种医疗服务。

（二）中医全科医疗的特征

1. 是一种基层医疗服务

中医全科医疗保健体系的主体应该是以社区为基础的基层医疗服务机构。基层医疗覆盖面广，能够解决社区居民80%～90%的健康问题，中医药应成为社区居民解决健康问题时最先接触、最常利用的卫生服务手段之一。

2. 是以门诊为主体的服务

中医全科医疗的主要工作场所是在社区卫生服务机构的门诊，中医自古就有"坐堂"和"出诊"的行医方式，所以主动服务于社区和家庭是传统中医诊疗模式的特色。

中医全科医疗提供以门诊为主体的第一线医疗照顾，也是首诊服务的重要内容。它能发挥中医在解决社区居民常见健康问题上的优势，并根据病情的需要安排病人方便而及时地转诊。

3. 是新型中医服务模式

中医全科医疗不同于以医院为主体的卫生服务模式，也不是传统中医"坐堂"服务模式的简单再现，而是对中医诊疗服务模式的丰富和发展。中医全科医疗必须整合现代全科医疗的先进理念，如面向家庭、立足社区、团队服务等，在整体观念和辨证论治的指导下，进一步丰富中医学的价值观和方法论。

4. 是综合性的医疗服务

中医全科医疗的综合性首先体现在服务方法上，即集医、针、药等多种方法为一体，除药物的内服、外用外，还有针刺、艾灸、按摩、推拿、正骨、食疗等多种预防治疗手段。综合治疗自古就被广大中医所认识、重视与运用，传统中医大家多是精医能针识药。唐代著名医家孙思邈认为，"若针而不灸，灸而不针，非良医也；针灸而药，药而不针，亦非良医也"，显然把是否精通针和药作为评判医生优劣的一个标准。

中医全科医疗综合性服务，还包括预防、治疗、保健、康复、健康教育等多方面的内容，可以使之服务于社区健康维护的方方面面。

第三节　中医全科医生

社会的发展迫切需要能够胜任社区基层卫生服务的中医全科医生，以承担预防保健、常见病多发病诊疗和转诊、病人康复和慢性病管理、健康管理等一体化服务。

一、全科医生及其角色

（一）全科医生的定义

全科医生又称家庭医生，是执行全科医疗的卫生服务提供者。美国家庭医师学会对家庭医生的定义是："家庭医生是经过家庭医疗这种范围宽广的医学专业教育训练的医师。家庭医生所具有的独特的态度、知识和技能，使其具有向家庭每个成员提供持续性、综合性医疗照顾、健康维持和预防服务的资格，而无论其性别、年龄，无论其健康问题类型是生物医学的、行为的或社会的。这些医生由于其专业背景与家庭的相互作用，最具资格服务于每一个病人，并作为所有健康相关事务的组织者，包括适当地利用顾问医师、卫生服务以及社区资源。"英国皇家全科医学院对全科医生的定义是："在家庭、诊所或医院里向个人和家庭提供人性化、初级、连续性医疗服务的医生。全科医生由于长期在基层工作，积累了丰富的实践经验，了解人们的心态、人际交往和疾病的来龙去脉，是初级医疗保健的专家。全科医生面对的不仅仅是有疾患的人，并且包括广大的健康人群，他们可利用社区的一切资源，如政府、民政、慈善以及企业团体、社区组织等，解决患者的具体困难。根据疾病的需要可将其妥善转入专科或大医院诊治，全面协调医患之间的关系，为患者负起全程的责任。"

从以上两个定义可以看出，全科医生是经过全科医学专门训练的、工作在基层的临床医生，能够为个人、家庭和社区提供优质、方便、经济有效、全方位负责式的健康管理。

（二）全科医生的角色

1. 对病人与家庭

（1）医生：负责常见健康问题的诊治和全方位全过程管理，包括疾病的早期发现、干预、康复与临终服务。除此之外，必须完成首诊医生的角色。

（2）健康代理人：负责健康的全面维护，促进健康生活方式的形成；定期进行适宜的健康检查，早期发现并干预危险因素；作为病人与家庭的医疗代理人对外交往，维护其当事人的利益。

（3）咨询者：提供健康与疾病的咨询服务，聆听、体会病人的感受，通过有技巧的沟通与病人建立信任，对各种有关问题提供详细的解释和资料，指导服务对象进行有效的自我保健。

（4）教育者：利用各种机会和形式，对服务对象（包括健康人、高危险人群和病人）随时进行深入细致的健康教育，保证教育的全面性、科学性和针对性，并进行教育效果评估。

（5）卫生服务协调者：当病人需要时，负责为其提供协调性服务，包括动用家庭、社区、社会资源和各级各类医疗保健资源；与专科医生形成有效的双向转诊关系。

2. 对医疗保健与保险体系

（1）守门人：作为首诊医生和医疗保健体系的"门户"，为病人提供所需的基本医疗保健，将大多数病人的问题解决在社区，为少数需要专科医疗者联系有选择的会诊与转诊；作为医疗保险体系的"门户"，向保险系统登记注册，取得"守门人"的资格，严格依据有关规章制度和公正原则、成本–效果原则从事医疗保健活动，协助保险系统办好各种类型的医疗与健康保险。

（2）团队管理与教育者：作为社区卫生团队的核心人物，在日常医疗保健工作中管理人、财、物，协调好医护、医患关系，以及与社区/社会各方面的关系；组织团队成员的业务发展、财务审核和继续教育活动，保证服务质量和学术水平。

3. 对社会

（1）社区/家庭成员：作为社区和家庭的重要一员，参与其中的各项活动，与社区和家庭建立亲密无间的人际关系，推动健康的社区环境与家庭环境的建立和维护。

（2）社区健康组织与监测者：动员组织社区各方面积极因素，协助建立与管理社区健康网络，利用各种场合做好健康促进、疾病预防和全面健康，协助做好疾病监测和卫生统计工作。

二、中医全科医生的定义

中医全科医生是有着完整的中医全科理念、知识、技能和态度的高素质医生，是掌握中医全科医学理论和思维，熟练运用中医全科医学知识和技能，为社区群众提供连续的、综合的、可及的中医药服务的新型医生。

对中医全科医生的认识应该注意以下几个问题。

一是不要等同于类似坐堂医的传统中医师。坐堂医作为传统中医存在的一种形式，可以为患者提供颇具特色的中医诊疗服务，但其知识技能结构和服务理念，都不能承担社区医疗卫生服务的需求，更不能承担中医进社区的任务。

二是不要等同于中西医结合医师。不要认为既懂中医又懂西医就是中医全科医生。中医全科医生在知识技能结构上当然要中西医兼通，但重点是能够运用中医全科理念服务于社区。

三是不要将社区中医边缘化、技术化。不要认为只是在全科医生的基础上，掌握适宜中医技术即是中医全科医生，甚至把中医全科医学的优势与社区中医适宜技术的应用等同起来。

三、中医全科医生的素质与要求

中医全科医生的核心任务就是发挥中医药优势，为社区居民提供综合的、连续的、以中医药为主的全科医疗服务，因此必须具备深厚的中医理论功底、精湛的中医诊疗技术、全面的卫生服务能力、良好的人文素养和管理能力。

（一）人文素养

全科医学以人为中心的照顾原则，要求全科医生必须具有服务于社区人群，与人相互交流、相互理解的强烈愿望和需求。因此，全科医学对全科医生的医德和医患沟通能力提出了更高的要求。中医学向来重视医德修养、医学伦理及医患关系，要求医生对病人具有高度的同情心和责任感。

（二）管理水平

对管理能力的要求是中医全科医生与传统中医医生的区别之一。中医全科医生的工作不仅仅是单纯的医疗，而且涉及病人管理、家庭管理、社区健康管理及社区卫生服务团队管理。出色的管理能力是中医全科医生在社区发挥效用的保障。中医全科医生必须有自信心、自控力和决断力，敢于并善于独立承担责任、控制局面，具有协调意识、合作精神和足够的灵活性、包容性，与各方面保持良好的关系，从而成为团队的核心之一。

（三）自学能力

由于中医全科医生工作相对独立，而中医学术流派众多，容易导致知识陈旧或技术的不适当运用。为保证基层医疗质量，科学精神和自我发展能力是中医全科医生的关键素质之一。因此，中医全科医生必须坚持业务学习，并正确评估中医药知识和适宜技术对社区健康的作用，改善使用效果。

四、中医全科医生的角色特点

（一）服务者

中医全科医生首先是社区居民健康的服务者，时时刻刻关注居民的健康状况，以便全程、全面地实现中医在预防、治疗、保健、康复、健康教育等服务中的一体化效用。

（二）管理者

中医全科医生作为中医药进社区的核心人物，与中医专科医生的区别在于他不仅是一个服务者，而且是一个管理者。其管理职能至少体现在：①服务不再局限于个人，而是延伸至家庭和社区，做好人、财、物管理，发挥中医药应用的最大效益；②协调社区卫生服务团队、医患之间及社区与各方关系，包括中医药照顾和其他医学的关系；③作为医疗保险部门的"守门人"，做好各种保险服务的管理；④结合中医药特色，协助建立和管理社区健康网络，建立各类健康档案资料，做好健康监测和统计工作。

（三）继承者

中医全科医生必须是中医学理论和技术的最佳继承者。中医全科医生既要通医道，又应明药理，诊脉辨证，针灸推拿，加工炮制，做到"医知药情，药知医用"。

（四）传播者

中医文化的传播是中医复兴的重要途径。中医知识的传播决定了中医药对社区居民健康的影响力，中医全科医生应该承担中医文化传播的责任。

第二章　以人为中心的健康照顾

中医全科医疗根植社区，以人为中心的健康照顾为其基本特征，目的在于维护和促进整体健康，提高生命质量。全科医生在诊疗工作中，以整体观念为主导思想，辨证论治为诊治特点，注重整体照顾与个性化的统一，遵循因人制宜、防治并举原则，处理患者的现患问题，重视医患沟通和接诊技巧的运用，突出以维护和促进整体健康为导向的连续性卫生服务的优势，为社区居民提供持续、便捷的综合性医疗卫生服务。

第一节　全科医疗的诊疗思维

临床思维是指对疾病现象进行调查研究、分析综合、推理判断和决策过程中的一系列思维活动，是应用疾病的一般规律来判断特定个体所患疾病的思维过程。中医全科医疗的诊疗思维是在中医全科医疗实践中，对临床具体问题进行比较、推理、判断，并在此基础上建立的评价与照顾的思维方式。

一、以问题为导向的系统思维

系统思维即把系统的观点用于分析和综合事物，把思维对象当作多方面联系、多要素构成的动态整体来研究，进而对思维对象之间及其与环境之间的作用与联系进行综合研究，以揭示其规律的思维方式。系统思维方式主要包括整体性思维、综合性思维、立体性思维、结构性思维、信息性思维、控制性思维和协调性思维等。以问题为导向的诊疗模式是一种以发现、分析、诊断和处理问题为主线的疾病诊疗和健康照顾方式。它以疾病与健康问题的发现与诊断为出发点，以问题的评价与照顾贯穿于整个卫生服务过程中。

（一）以评价为手段

评价就是以一定的条件或标准将个人的健康问题划分到相应的范畴之中。对于全科医生来说，评价的内涵已不再停留在疾病范畴，而扩展到健康问题性质或类型的鉴别上。因此，全科医疗诊断策略不仅注重临床资料的预测价值，注重标识危险问题，而且关注病人的完整背景和生活问题，对健康问题进行鉴别分类与评价。

1. 常见健康问题的分类

全科医生需要关注的健康问题范围，大体上可包括疾病问题、亚健康问题和导致疾病与健康问题产生的环境问题。无论是健康、亚健康和病人，多表现为生物、心理、社会维度的健康问题。从服务范围而言，要兼顾个人、家庭、社区的健康问题；从服务内容而言，要关注预防、医疗、保健、康复、健康教育、健康促进、计划生育等方面的健康问题。

全科医生服务涉及的范围大、内容广、疾病与健康问题种类繁多，但常见问题却相对集中。

①常见的症状问题：咳嗽、咽痛、发热、头晕、头痛、耳鸣、心悸、胸闷、气短、乏力、失眠、腹胀、食欲不振、腹泻、腹痛、便秘、体重减轻、肩部疼痛、腰背痛、皮肤瘙痒、月经异常、泌尿道症状等。

②常见的疾病问题：急性上呼吸道感染、慢性鼻炎、慢性咽炎、慢性支气管炎、高血压、缺血性冠心病、脑血管意外、糖尿病、甲状腺病、抑郁症、焦虑症、胃肠炎、慢性肝炎、湿疹、痤疮、结膜炎、退行性骨关节病、泌尿系感染、围绝经期综合征、前列腺肥大等。

③常见的家庭问题：结婚、生育、避孕、离婚、丧偶、家庭暴力、青少年怀孕、吸烟、酗酒、吸毒、退休、失业、破产、中奖等。

④常见的社会问题：环境污染、就业困难、住房紧张、收入低下、青少年犯罪等。

例如失眠症患者在就诊时，全科医生需要运用信息性与结构性思维，不仅要关注患者的睡眠状态，还要关注可能与患者失眠相关的心理、家庭、社区、社会环境问题，在治疗时除了使用药物、针灸疗法，还要配合心理辅导、行为疗法等。

2. 常见健康问题的特点

全科医生面临的疾病多处于早期，健康问题具有多维性，生物、心理、社会问题交错，急性问题、自限性疾患出现比例较高，慢性疾病则以稳定期为主，具有明显隐蔽性和变异性，健康问题的成因呈现微观、中观、宏观多层次的影响。全科医生所接触的问题往往涉及多个器官、系统，与多种因素有关，有时难以确定问题的性质和所属的专科，疾病与健康的关键性问题可能隐藏在更深的层次之中，心理、社会问题常常通过躯体化以躯体症状表现出来。全科医生需要运用立体性与协调性思维，整合多个专科、领域的知识和技能，做到对疾病的早期诊断、早期治疗，才能为患者提供理想的社区卫生服务。

3. 危急重症的鉴别诊断

对全科医生来说，判断急症、重症至关重要。在接诊病人时，首先根据病史和查体的结果辨识病人情况是否危急，区分是器质性还是功能性疾病，是急性还是慢性，是重症还是轻症，并在进行鉴别诊断时，注意易漏诊和误诊的问题和疾病，基于鉴别诊断分类来决定是否转诊，或进一步的检查与治疗。

在进行鉴别诊断时，VINDICATE 鉴别诊断法是一种简便易行的排除威胁病人生命疾病的方法，即按照病理学的分类方法将全部疾病分为 9 组，进行鉴别时以成组疾病的纳入或排除来思考问题。VINDICATE 就是来自于循环、血管疾病（vascular disease），炎症（inflammatory disease），新生物、肿瘤（neoplasm），退行性变（degenerative，deficiency），中毒（intoxication），先天性疾病（congenital disease），自身免疫病（autoimmune disease），创伤（trauma），内分泌、代谢性疾病（endocrine disease）这 9 组疾病名的英文字头。依此顺序排查，可避免疏忽重要的、可能威胁生命的危险问题。

总之，全科医生在实施以问题为导向的疾病与健康问题照顾过程中，需要了解和区分不同的健康问题，分清表象问题与本质问题、普遍问题与重点问题、一般问题与关键问题，运用整体性与综合性思维，从中筛选出本质问题、重点问题，确立并实施优先干预策略。

NOTE

（二）以平和为目的

平和，包含平衡与和谐两层意思。平衡即指不偏不倚，无太过、无不及的平衡状态。和谐，是对一切有内在联系的事物进行协调，使之达到和谐状态的过程。中国古代称中庸、中行、中道，是哲学中重要的思维方式，《礼记·中庸》曰："喜怒哀乐之未发，谓之中；发而皆中节，谓之和。中也者，天下之大本也；和也者，天下之达道也。致中和，天地位焉，万物育焉。"这种平衡与和谐的思想也贯穿在中医临床诊疗思维中，《素问·生气通天论》谓"阴平阳秘，精神乃治"。人体的相对平衡协调意味着健康，若平衡失调，则人体由生理状态转为病理状态。针对健康问题发展过程中出现的平衡失调，中医学对于疾病的防治，在于纠正失和的无序状态，损其有余，补其不足，以和为用，以平为期，最终恢复"平和"有序。

1. 以和为用

"和"是一种因时而发的合宜状态，是维持事物或现象协调发展的内在机制。其中调和是一种手段，而和谐是一种目标。"和"的理念运用到中医学对人体生命现象的观察和研究之中，表现为人体具有自动协调促使病势向愈和恢复机体健康的内在机制。《伤寒论》曰："凡病若发汗，若吐，若下，亡津液，阴阳自和者，必自愈"，揭示人体疾病存在自愈的内在变化机制。"和法"是中医治疗八法之一，在中医治疗学中具有重要地位，"和其不和"是辨证论治的核心之一，《素问·生气通天论》曰："凡阴阳之要，阳密乃固。两者不和，若春无秋，若冬无夏，因而和之，是谓圣度。"

全科医生解决患者健康问题时需采取综合性的干预措施，选择和制定整体干预方案时，要以和为用，从生物、心理、社会不同层面，个人、家庭、社区不同角度，调和症状缓解与疾病治愈的关系、躯体症状与心理负担的关系、短时效应与长远效应的关系、治疗结果与经济承受力的关系、治疗方法与社区条件的关系、病人需求与社会现状的关系。并根据健康问题的性质，以和谐为目标，正确制定治疗措施，如以时间作为治疗手段、治愈性治疗、诊断性治疗、姑息性治疗、预防性治疗、对症治疗、支持性疗法、康复性治疗、转诊、临终关怀照顾等临床治疗策略。

2. 以平为期

平衡，是动态的常阈平衡，指对立双方在相互作用中稳定在正常限度之内的动态均势的状态，即协调和相对稳定状态。《素问·调经论》说："阴阳匀平，以充其形。九候若一，命曰平人。"平人标志着人体生命活动的稳定、有序、协调。如果人体的动态常阈平衡遭到了破坏，又不能自和，人体则会由生理状态转为疾病状态，甚至死亡。因而在把握人体阴阳失调状况的基础上，用药物、针灸等方法调整其偏盛偏衰和互损，恢复阴阳的协调平衡，是治疗疾病的基本原则之一。故《素问·至真要大论》曰："谨察阴阳所在而调之，以平为期"。

全科医生解决社区常见健康问题时，服务目标已不仅仅是缓解症状或治愈疾病，还包括预防疾病、满足患者的其他需要。中医全科医疗"以平为期"的治疗目标包括治愈疾病、预防疾病复发、限制结构或功能创伤的恶化、预防并发症、缓解现有症状、维护患者自尊、改善病人生命质量、让患者舒适而有尊严地死亡等方面。

总之，以问题为导向的系统思维是指在中医全科医疗中，以发现和解决个人、家庭、社区的疾病与健康问题为导向，综合运用中医学、临床医学、预防医学、心理学和社会学等学科的知识，从整体上对问题进行评价，协调与控制相应的诊疗措施，以实现对疾病与健康问题的综合性照顾。中医全科医学在诊疗过程中更强调关注个人的主诉、症状、体征、诊断性试验与检查结果，以及与患者的疾病或健康有关的心理、行为、经济、文化等方面的问题，采取以问题为导向的系统思维方式，利用以问题为导向的健康档案记录，有效地评价与照顾健康问题。

二、以证据为基础的辩证思维

为了使中医全科临床诊断与治疗决策更接近于事物的本质，体现全面、连续、综合、协调的整体服务，须采用以证据为基础的辩证思维模式认识临床规律，以期有效分析健康问题的现象与本质、器质性与功能性、一元与多元、常见与少见、全身与局部、典型与非典型、良性与恶性、动与静、诊断与治疗、患者与疾病的辩证关系，以促进人体整体功能动态平衡。

（一）中医全科诊疗思维的辩证原则

辩证思维是指以变化发展视角认识事物的思维方式，是客观辩证法在思维中的运用。中医全科医疗辩证思维模式要求观察问题和分析问题时，运用对立统一思维法、质量互变思维法和否定之否定思维法，以联系、发展、动态的观点观察问题。在临床诊断过程中，要求全科医生坚持实事求是的原则，避免主观臆想，自圆其说的主观性思维，力求减少误诊；诊断时首先考虑常见病、多发病，以及当地流行的传染病、地方病，用发病率和疾病谱选择诊断法则；先考虑器质性疾病，后考虑功能性疾病，以免延误疾病的治疗时机；注意避免过分夸大和依赖仪器作用的唯仪器论思维；首先考虑可治性疾病的原则，在没有完全确诊为不可治疾病以前，先考虑可治性疾病，尽可能减少贻误治疗的可能，注意避免僵化处理的习惯性思维。

（二）中医全科诊疗流程的逻辑方法

在中医全科诊疗中，基于逻辑思维方法，在分析病史时，要求思维前后连贯，不能既肯定，又否定，做出自相矛盾的判断。在模型辨认、归纳演绎、建立与检验诊断假说时，对同一对象所做的判断，不能在推理的过程中偷换或混淆概念。在明确处理目标与方案时，要判断证据的真假或临床可供选择方案的优劣，决定和执行方案时不能模棱两可。全科医疗的基本诊疗流程如图2-1所示。

图2-2举例展示了在全科医疗流程中，处理急性腰扭伤时的逻辑思维过程。

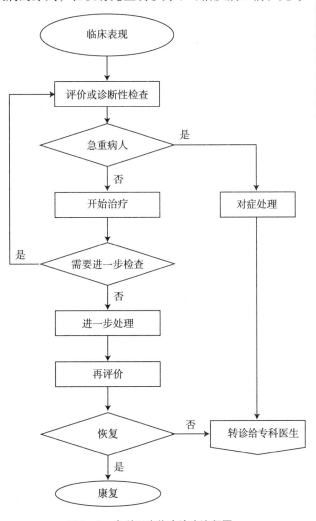

图2-1　全科医疗临床诊疗流程图

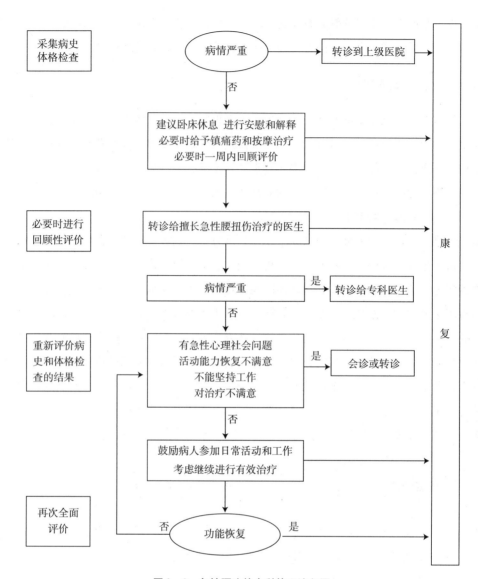

图2-2 急性腰痛的全科管理流程图

三、以人为中心的整体照顾

现代医学模式由生物医学模式向生物-心理-社会医学模式的转变，推动了医学将关注中心由疾病向以病人转移，也推动了全科医学以人为中心的整体照顾思维的发展。

人体是一个由系统、器官、组织、细胞和大分子等多层次构成的有机整体，构成人体的各个部分之间，结构上不可分割，功能上相互协调、相互为用，病理上相互影响。同时，人生活在自然和社会环境中，人体的生理功能和病理变化，必然受到家庭、社区、国家等社会条件和自然生态环境的影响。人体通过与周围环境的相互作用和系统内部的自我调控能力来维持健康状态。从这样的整体观出发，全科医生在观察、分析和处理健康和疾病问题时，必须以人为中心，注重人体自身的完整性及人与自然、社会环境之间的统一性和联系性。

（一）整体和局部相结合

在生物医学模式中，专科医学强化了对人体局部组织结构、细胞学和分子生物学的研究，发现了微生物等致病因子，这些研究结果使人们对健康与疾病有了较为准确的认知，但并不能完全解释人体复杂的生理病理变化。因为人体并非器官系统的简单相加，脏腑之间的有机联系，只靠分析其形态结构是难以厘清的，只有深入研究各器官系统间的相互联系和相互作用，并且全面考虑症状背后揭示出的心理、社会、文化问题，联系家庭、社区诊断，用多维的整体和局部相结合的诊疗思维方式进行观察，才能妥善解决各种健康和疾病问题。

全科医疗临床思维注重以整体论指导研究，认为构成人体的各个局部出现的变化都与整体机能有关，研究人体的生理活动和病理变化乃至疾病的诊断、预防和治疗等，都需要把人体放在环境中综合考察，进而形成了天人合一的整体诊疗思维模式。全科医生在选择和制定整体治疗方案时，既要考虑疾病治疗的需要，又要考虑患者及家属的各方面需求，耐心听取患者及家属的意见；既要考虑对健康问题的干预效果，又要总体评价患者的心身状态和生活质量；要考虑有问题的器官系统与其他器官系统在动态发展中的相互关系；要权衡处理症状缓解与疾病治愈的关系、躯体症状与心理负担的关系、短时效应与长远效应的关系、治疗结果与经济承受力的关系、治疗方法与社区条件的关系、患者需求与社会现状的关系，提供连续、全方位的整体照顾。在诊断中，对可反映人体整体生命活动信息的局部部位，如面部、耳、舌、寸口、足掌面等，诊察其变化，如色泽、压痛、舌质舌苔和脉象等，可测知内在脏腑不同性质和不同层次的病变；在治疗策略上，除了对治局部症状，还要注意对整体健康的调整；在治疗方法上，如针灸学提出的"从阴引阳，从阳引阴"和"病在上者下取之，病在下者高取之"，都是整体和局部结合的诊疗思维的具体体现。

基于整体观所强调的人体自身的统一性和人与环境的统一性，全科医生在诊疗时，既要注重观察人体解剖组织结构、内在脏腑器官的客观实体，又需重视人体各脏腑组织器官之间的联系及功能，把握人体自身以及人与外界环境之间的统一和谐的关系，把人体放在自然环境的总体运动和广阔的动态平衡之中，总体地动态地观察人体的生命活动规律，注意疾病关系的多因多果复杂性，从而避免只从单一临床科室的角度处理问题而忽视其他问题。

（二）理性与直觉相结合

直觉思维是指思维主体在已有知识与经验的基础上，直接把握事物本质的思维活动，是一种直接洞察与整体判断的思维方式。如果说理性思维是全科医生运用命题信息进行缜密的推导，则直觉思维主要体现为全科医生对患者信息的快速洞察与领悟。

全科医疗中，对于健康问题的评价，常采用的思维方法有模型辨认法、穷尽推理法、假设 - 演绎法和流程图临床推理法。

（1）模型辨认（pattern recognition）：对于已知疾病的诊断标准、图像或模型相符合的病人问题的即刻辨认。

（2）穷尽推理法（exhaustive reasoning）：又称归纳法（inductive method）。这种方法详细地全面询问病史，并进行完整的查体以及常规实验室检查，对所有生理资料进行细致地系统回顾，然后收集所有的阳性发现和有鉴别诊断意义的阴性指标，进行归纳推理，得出可能的诊断，在得出最后结论之前，不提出任何假设。

（3）假设 - 演绎法（hypothetical - deductive approach）：首先从有关患者的最初线索中快速形成一系列可能的诊断假设或行动计划；再从这些假设中推出应该进行的临床和实验室检查项目并实施，根据检查结果对假设逐一进行排除，最后得出可能的诊断结果。

（4）流程图临床推理法（algorithmic clinical reasoning）：根据国家或行业学术组织颁布的

NOTE

具有权威性的高质量临床诊疗指南中所推荐的流程图，在流程路线各个环节的分支点处利用尽可能客观、准确的数据进行临床推理的方法。

全科医生从病史的收集与分析入手，进行模型辨认，或穷尽推理，或归纳演绎，形成假设，根据疾病发生率、严重性和可治疗性将这些假设排列优先顺序，向患者提问来检验假设，根据病史与问诊所获得的信息有针对性地进行查体，进而对依据症状、体征和病史所提出的假说逐一进行确认或排除，为此选用相应的必要的实验室检查和辅助检查项目，并请患者按时接受随访，验证或修正诊断。诊断的种类根据其目的与性质可分为：①病因学诊断；②病理解剖学诊断；③病理生理学诊断；④疾病的分型与分期；⑤并发症诊断；⑥伴发疾病诊断；⑦临时诊断，如腹痛待查；⑧家庭诊断；⑨社会、心理问题诊断；⑩联合使用前面数种诊断的综合诊断。这就是一个基本的理性与直觉结合的全科评价过程。

综上所述，在提供以人为中心、以家庭为单位、以社区为范畴的全科医疗服务时，全科医生需要确立评价和照顾计划。因此要求全科医生在掌握诊疗疾病的基本理论、基本技能和临床经验的同时，还必须具备合理的临床思维模式。即在临床实践中，以整体观念为指导思想，立足于生物－心理－社会医学模式，采用系统思维、逻辑思维和辩证思维等思维方式，全面、综合地认识问题以及问题之间的相互关系，并运用流行病学和循证医学的思维方法评价和决策。将发散思维与集中思维、宏观考察与微观研究有机结合，做到以病人为中心、以问题为导向、以证据为基础、以评价为手段、以照顾为目标，以和为用，以平为期，实现全科医疗诊疗思维的部分与整体、分析与综合的辩证统一。

第二节　因人制宜的诊疗策略

中医全科医疗以人为中心的健康照顾，提出了因人制宜的服务理念，其核心内容就是面向社区全体居民，理解患者的需求，预防与治疗疾病，保障健康。中医全科医生除了了解发病过程中可能作为致病因素的客观条件外，还要运用基本接诊技巧，全面收集症状、体征，系统地了解个人背景资料，从患者的期望与需求角度分析其就医原因，以期更好的健康维护。

一、以人为中心的照顾原则

以人为中心的照顾原则其核心内容就是要求医生走进患者的世界，从患者角度看待所有疾患，并以患者的最高利益为目标处理其健康问题。传统的方法是以医生为中心，试图把患者的疾患放到医生自己的世界中，以医生的角度去解决患者的疾患。全科医生接诊时，则要从患者的背景及主要就医原因，到就医的要求与期望等进行全面的了解，再进行综合的分析，得出结论。要以了解患者为基础，从患者的角度看待疾病，服务于患者，满足其健康需要。

（一）了解背景资料

当全科医生面对一个患者时，从职业的角度，需要了解有系列问题：他是一个什么样的人？他就诊的原因是什么？他对医生抱有什么期望？他对健康的真实需求是什么？他如何认识自己的健康问题？他对自己的健康问题期待怎样的解决？只有在充分了解患者的就医背景及其他相关资料后，全科医生才能真正地全面掌握患者的状况，找到其出现健康问题的真正原因，为解决问题打下良好的基础。

由于全科医生遇到的大多是疾患或早期未分化的疾病，而且大多受心理、社会等因素的影响。所以，全科医生要了解完整的背景，包括个人背景、家庭背景、社区背景和社会背景。

（1）个人背景：主要包括性别、年龄、民族、婚姻状况、爱好、价值观、人际关系、能力抱负、生活挫折和社会适应状况等。

（2）家庭背景：主要包括家庭结构、家庭功能、家庭生活周期、家庭资源、家庭角色、家庭关系、家庭交往方式和家庭生活习惯等。

（3）社区背景：主要包括社区环境、社区服务、社区文化、社区资源、社区意识和社区影响力等。

（4）社会背景：主要包括职业、文化教育、宗教信仰、政治地位、经济状况、社会关系和社会价值观等。

中医全科医生要从宏观整体角度来观察个人健康问题的背景及个体所表现的特异性。例如在《内经》中详细地描述了人的气质、行为、能力、体质和体型的分类特征及相互关系，以及这些因素与疾病的关系。《灵枢·阴阳二十五人》依据五行将人分为"五形人"，就个性特征而言，木形之人的能力是"好有才"；火形之人的性格是"多虑"；土形之人的价值观是"不喜权势"；金形之人的气质是"静悍"；水形之人的态度是"不敬畏"，侧重点各不相同，适应四季状况也不同。

表2-1　《灵枢·阴阳二十五人》五形人个性类型

分型	个性特征	适应四季状况
木形之人	好有才、劳心、少力、多忧劳于事	能春夏不能秋冬，秋冬感而病生
火形之人	轻财、少信、多虑、见事明、好颜、急心	能春夏不能秋冬，秋冬感而病生
土形之人	安心、好利人、不喜权势、善附人	能秋冬不能春夏，春夏感而病生
金形之人	身清廉、急心、静悍、善为吏	能秋冬不能春夏，春夏感而病生
水形之人	不敬畏、善欺绐人、戮死	能秋冬不能春夏，春夏感而病生

正如医学之父希波克拉底所说："了解你的病人是什么样的人，比了解他们患了什么病更重要。"完整的背景，有助于全科医生理解病人，准确分析病人的求医原因，更好地服务于病人。

（二）分析求医因素

患者就医的主要原因是全科医生必须掌握的重要资料。一般来说，患者就医的主要原因与所患疾病的性质、患者的性格、疾病对患者造成的影响、家庭和社区背景以及卫生资源可利用程度等因素有关。

《医学源流论》云："凡人之所苦，谓之病；所以致此病者，谓之因。"Mc Whinney在《超越诊断》中描述了促使患者就诊的七大原因：①躯体方面的不适超过了忍受的限度；②心理上的焦虑达到了极限；③出现信号行为，即患者认为发现了一些可能与疾病有关的信息如症状或体征等，希望与医生一起讨论或做出诊断；④出于管理上的原因，如就业前体检、病假条、医疗证明、民事纠纷等；⑤机会性就医，如患者因其他原因接触医生，顺便提及自己的某些症状，机会性就医常可以发现一些早期的疾病；⑥周期性健康检查或预防、保健；⑦随访，如患者应医生的预约而就诊，主要为慢性病患者。

患者就诊的原因，除生物学的原因外，心理、社会原因也是常见的原因。如果医生只注重生物学原因，忽略其他原因，施行的服务则缺乏针对性，也难以满足就诊者的需要。正如《三因极一病证方论》说："凡治病，先须识因；不知其因，病源无目。"促使患者就诊的不仅仅是疾病的严重性，更涉及患者对症状的理解和症状导致的不适或功能障碍对其的影响。

就医行为的类型可分为主动求医型和被动求医型。

影响求医行为的因素主要是患者的疾病因果观和健康信念模式，患者的多层次需要，患病体验、痛苦感受等，以及相关的家庭因素和社区因素对患者的影响。

1. 健康信念模式

健康信念模式是指人们对自身健康价值的认识所形成的基本框架，它反映了人们对自身健康的关心程度。健康信念模式直接影响患者对疾病威胁的感受，包括疾病的严重性及个人的易感性，以及对保健行为所得利益的认识，当某个特定疾病的威胁较大，采取求医行为所产生的效益较高时，就会增加患者就医的可能性，以获取适当的预防或治疗等措施。这些个体化的影响因素会受到来自家庭、社会等修正因素的影响，如年龄、性别、种族等人口学特性，人格、社会地位、同辈及相关团体压力等社会心理因素，医生、家人或同事的告诫及宣传媒介的诱导等他人行动的提示，以及此前与疾病的接触经验和获得的知识建构等。

健康信念模式可以用来解释人们的求医行为，强调感知在其中的重要性。珍惜健康的人常因轻微的症状而就诊，而忽视健康的人往往延迟就诊，并延误治疗时机。家庭成员彼此的健康信念模式可相互影响，如患者的求医行为常常受其配偶或父母的影响。

在生物医学模式中，健康目标是由疾病或生理缺陷来确定的，诊断和健康目标十分相似，其治疗目标主要是治愈或缓解诊断。而以人为中心的医学模式和中医学则都认识到健康的相对性，设定目标时必须衡量每一个患者的客观需要和主观愿望，以便确定切实可行的、特定的、医患双方都认可的健康目标。因此，全科医生应该了解患者对自身健康的关心程度，及其对疾病严重性和易感性等有关问题的认识程度，帮助患者建立正确的健康信念模式，采取积极的健康促进措施，珍惜和维护健康。

2. 疾病因果观

疾病因果观是指患者对自身疾病的因果看法，是患者解释自身健康问题的理论依据，受个人文化、家庭、宗教和社会背景等因素的影响。患者通过医生、朋友、家庭成员、书籍、网络等渠道收集信息，使自身具备一定的医学保健知识，并能认识机体亚健康或某些疾病的信号，根据个人疾病因果观，产生相应的求医动机与求医行为。若发现健康问题是由疾病引起的，就会要求医生开具药物；若认为健康问题是由心理因素引起的，就会要求医生提供消除精神紧张的方法；而如果认为健康问题是由鬼神附体引起的，就会求助于巫医。不正确的疾病因果观，可能会导致患者过度求医或拒绝求医等不良就医行为。

全科医生若不了解个人的疾病因果观，就无法正确认识个人求医的主要原因，无法正确理解个人陈述问题的方式以及症状的真实意义，也容易遗漏一些重要的资料。由于疾病因果观与个人的文化背景、信仰、家庭等多因素相关，个人疾病因果观的改变与重建都需要时间来磨合，甚至可能存在难以转变的情形。因此，全科医生有必要在了解个人疾病因果观的基础上，对患者作详细的解释，争取在疾病因果观上与患者取得一致，减少不健康的就医行为。

3. 患病体验

患病体验指患者经历某种疾患时的主观感受。同一种疾病的患病体验可以因个体的差异与客观因素的影响而不同。体验无法测量，而真实存在。全科医生如果无法了解患者的患病体验，那么对病人的理解是不完整的，因为这往往是疾病给患者造成的最大困扰。但全科医生不可能亲身经历每一种疾病与随之而来的恐惧，因此理解患者的患病体验是一件非常困难的事，要想获得感同身受的患病体验，只能与众多患者进行充分的交流。

虽然患病体验是以客观的躯体功能障碍为基础，但仍然是一种纯主观的感受。因此，在很多情况下，患者的患病体验与疾患的严重程度不一定呈正相关。

患病体验分为一般患病体验和痛苦体验。由于每个人的年龄、经历、背景、健康信念和疾患不同，患病体验也千差万别。从总体上来看，一般患病体验如下。

①精神与躯体正在分离的体验：精神与躯体不再是统一的，原先无意识的躯体活动，因为存在功能障碍而被清楚地感知，感到精神与躯体逐渐分离，而且随着疾病加重而分离加剧。

②与生活的世界逐渐隔离：这种与世界失去联系的感觉，会使患者产生丧失独立及丧失掌控自己与他人能力的感受，从而体验到孤独、悲哀、愤怒、内疚和自责。这种愤怒有时会投射到医生或家人身上，表现为对他们充满敌意。这种情绪因其不由自主，全科医生要给予充分的体谅与理解。

③失去时间变化的感觉：患者的生活规律被疾病打乱，导致感觉时间流动是缓慢或凝固的。

④恐惧与焦虑：往往与疾病的严重性无关，多是由于患者对疾病的不了解所导致。全科医生对患者的恐惧与焦虑应给予充分的理解与同情。

⑤对健康充满羡慕：此时，患者往往会下决心戒除引起疾病的不良行为与生活方式，因而成为全科医生进行健康教育、开展行为干预的最佳时机。

⑥损害理性的本能：患者可能会因失去信心与自我控制而变得易激惹，原本最理性、最讲道德的人也可能会变得不理性，可能出现有病乱投医的状况。

⑦拒绝接受疾病和症状：很多患者对疾病和症状存在着本能的拒绝，但忌讳或拒绝接受症状，反而使患者的注意力过分集中在症状上，不利于其适应带症状的生活。

疾病给患者带来的痛苦是一种非常个性化的体验，包括肉体的痛苦、精神的痛苦和道德的痛苦三个方面。疼痛有别于痛苦，它是疾病给患者肉体带来的直接感受，疼痛可以被药物和医疗措施控制或缓解，但医生却很难解决患者的痛苦，只能尽量感受，并给予关心、同情和支持。

4. 患病行为

患病行为指患者对自身症状的反应。一些患者有诊断明确的疾病，却不愿意接受医疗照顾，拒绝就医；另一些患者虽然没有疾病与身体不适，却经常就诊于医疗机构，并且在医生给予合理的检查及恰当的解释、处理后，也不改变过度就医行为；个别患者则表现为极端行为。如一位中年男性患者，肺癌手术后半年复检时发现新转移灶，服用大量安眠药，自杀身亡，经检查认定手术成功，术后给药合理。究其死亡原因，发现患者肺癌术后丧失工作机会，家庭经济困难，妻子携子与之离异，唯一的感情依靠母亲因操劳过度死于意外事故，患者彻底丧失了生活的希望。因此，全科医生要了解疾患对患者躯体功能与机体完整性的威胁，以及其面临的生活规律打乱、正常活动受限、经济拮据、社会地位改变、婚姻关系破裂、重大人生计划中断等的意义，以及随后出现的疾患行为。

5. 病人角色

病人角色是指从常态的社会人群中分离出来的，处于病患状态中的，有求医行为和治疗行为的社会角色。患病之后，患者的社会身份与角色就开始改变，并被要求表现出与病人角色相符合的行为，从而具有一定的特殊义务和权利。

病人角色赋予其患者的权利和义务主要包括：①解除或部分解除在健康状态时的社会责任的权利。②受到社会的尊重与理解的权利。③及时就医、争取早日康复的义务。患者应及时寻求医疗帮助，特别是传染病患者，控制传染、及时治疗的问题，已经涉及社会公共利益。患者必须求医，并应寻求社会承认的正规医疗方式。④遵守医疗保健部门有关规章制度的义务，如遵守医院的就诊、住院、探视等规章制度等。

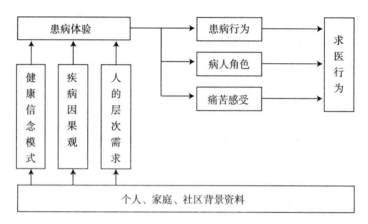

图 2 - 3　影响求医行为的因素

总之，影响求医行为的核心因素是个人疾病因果观和健康信念模式，而患者的患病体验、痛苦感受、患病行为、患者期望及其相关的家庭和社区因素是影响求医行为的重要因素。

（三）理解患者期望

对医疗服务的满意度实际上主要取决于患者期望被满足的程度，通常患者的期望值越高，越容易产生不满和失望。因此，全科医生要从生物 - 心理 - 社会的角度，理解并适当地满足患者个性与共性的期望，这有助于医护人员有针对性地改善医疗行为和服务技巧。

1. 对医生医疗技术的期望

患者期望医生能准确迅速地做出医疗诊断，明确病情轻重，处置合理，疗效显著。医生要理解患者的期望，竭尽全力做好诊断与治疗。但有些疾病，医生也无能为力，又必须做出适当的答复，需要理解患者不希望听到"你的问题不属于我这个专科""你的病我看不明白""你的病我已经没有办法了"之类的话，可婉转告其"还需要进一步的检查"或"需要转其他科室进一步诊治"。

2. 对医生服务技巧与态度的期望

患者总是期望医生能说服自己，让自己了解病因病机，并有机会参与讨论，发表意见和看法，最后与医生一起决定处理问题的方案。当患者的期望与医生的能力和原则相矛盾时，应及时了解患者及其家庭的需求，耐心地加以解释。

3. 与医生建立朋友式关系的期望

由于医生所处的权威和决定者的位置，患者无法与医生进行平等的交往，而患者在感情上又有许多特殊的需要，希望与医生进行感情交流，成为朋友，建立互相尊重、互相关心的平等关系，以增强自身的安全感和战胜疾病的信心，所以医生的感情支持是患者康复最有效的动力。

4. 发挥自身主观能动性的期望

患者往往因专业知识受限而处于被动接受者的地位，因此存在盲目遵医的潜在风险。全科医生要通过教育、咨询和帮助，充分调动患者的主观能动性，有分辨，不盲从，从而使患者发挥自我康复的潜力，有效解决自身问题。这样才能确保患者享有平等医学帮助的医疗服务权和自主选择权，享有医疗活动的知情权和同意权，享有保护个人秘密的保密权和隐私权，有选择就医场所、就医对象、就医方式的权利。全科医学推广"医生建议，患者决定"的医疗服务方式，医生应耐心解释，患者有权接受或拒绝某些常规或特殊诊疗措施的实施，并有权知道自己的接受和拒绝行为可能产生的后果，对违背患者意愿进行的临床实验，患者有权拒绝。

5. 对医生高尚医德的期望

有时患者也需要医生提供其他方面的帮助，如开具假条、疾病诊断证明和进行体检等。在疾病诊治过程中，患者有权要求对所有和自己有关的生理心理状态、病情讨论、病程记录、医疗方案等加以保密。即使某些信息并不直接与患者相关，也应征得患者同意后方可公开，更不允许以患者的生理缺陷或隐私秘密当作谈资。

6. 对医疗条件和医疗环境的期望

患者就医往往最直接的愿望就是希望医生工作认真、沟通充分、态度和蔼、情操高尚；自己能与医生平等轻松地交往，与医生建立起朋友式的互动关系，医生任何的含糊其辞、随意、拖延、试探或推辞等行为，都会使患者感到不愉快和不被重视，从而损害对医生的信任。

在接受医疗帮助过程中，患者希望医疗服务的软、硬件质量都能满足自身的需求。如就医环境隐秘舒适，就医流程简捷合理，候诊时间尽量缩短，诊治结果明显有效，希望医生合理使用先进的医疗设备、新药和新技术，期望在较低的消费水平上享受更完善的医疗服务等。

（四）尊重人的需要

人的需要是人的生命活动的内在规定性和存在方式，心理学家马斯洛（Maslow AH）把人的基本需要分为从简单到复杂、从低级到高级的五个层次，即生理需要、安全需要、爱和归属的需要、尊重需要、自我实现的需要。

1. 生理需要

生理需要是人类最基本的需要，是机体的本能反应，如饥饿、性欲、疲劳、睡眠等，也是维持人类生命、生长发育的基础。人之所以发生求医行为，与疾患导致的生理功能失常，不能满足个人的生理需要密切相关。对患者来说，保持躯体的完整性和功能正常是就诊的第一需要，因健康问题就诊的患者的第一需要就是解决生理需要问题。

2. 安全需要

当个人生理需要得到相对的满足后，安全需要就成为首要的需要，患者都希望在安静、有序、洁静，有安全感的医院就医，并要求医生有高度的责任感和细心诊治、耐心说明的工作态度。安全需要不仅影响患者的就医行为，而且与患者的症状、治疗、康复有着密切联系，直接决定患者对医院和医生的选择。如一些医院医疗事故频发，令患者感觉没有安全保障，就会出现门诊患者就诊量下降的情况。

3. 爱和归属的需要

爱的需要是指渴望同他人保持一种充满深情和厚爱的关系，能给予他人爱，也得到他人的爱。归属的需要是指个人渴望在家庭和社会团体中有一席之地，并为达到这个目标而努力。患者对爱的需要往往会直接投射到医护人员身上，希望能被医护人员所接受，得到医护人员的爱护和帮助，同时也希望在适当的时候报答医护人员，这种需要的满足对患者的治疗来说是一种有效的支持。

4. 自尊的需要

自尊是一种良好的心理状态，它首先表现为自我尊重和自我爱护，还包含要求他人，集体和社会对自己尊重的期望。患者往往因病而丧失了某些能力，处于自卑心态或被动地位，反而增加了对自尊的需要。医生的重视和尊重，可以增加患者就医的信心，有利于患者的治疗与康复。

5. 自我实现的需要

自我实现是指潜能得以发挥，实现自我价值的欲望。而健康问题往往会干扰患者自我实现的计划，使患者产生痛苦和焦虑。患者的欲望和痛苦有可能改变患者的求医行为，医生要在理解基础上，帮助患者摆正疾病与健康的关系，做力所能及的事，以增强对医嘱的依从性和康复的信心。

综上所述，中医全科医疗服务中因人制宜的诊疗原则，以问题为目标，强调在整体观念的指导下，从微观上详细检查患者器官组织上可能的病灶，从宏观上审视患者相关背景资料，分析患者健康信念模式、疾病因果观、患病行为、患病体验、期望与需要，从生物 – 心理 – 社会角度来评价和处理健康问题。

二、以人为中心的应诊方法

中医学的显著特点就是强调因人、因时、因地制宜，个体化、整体性辨治。社区的工作环境决定了不能过于依赖精密仪器和实验室检查判断疾病，这就要求中医全科医生应有娴熟灵活的接诊技巧，对临床健康问题评价时更多地使用概率推断，建立诊断假设，并重视基本体格检查，适当地采用各类功能状态量表等适宜技术，获得健康问题的生物 – 心理 – 社会三维印象诊断。在急性病的处理、疑难病的转诊、慢性病的照顾、传染病的管理、个体和群体的卫生宣教、病后的康复中，因人制宜，利用整体的方法辨证求因，坚持同病异治、异病同治这一中医特色和优势。

（一）处理现存问题

在全科医疗中处理现存问题是应诊的核心任务。在临床过程中，首先要了解患者的意愿，充分利用个人、家庭和社区资源对病人进行合理的支持，从治疗学、伦理学、社会学角度综合分析健康问题，并以通俗易懂的语言，向患者及支持者详细说明病情、诊断、治疗措施及预期后果，与患者充分交流，达成对问题处理的共识，鼓励患者承担实施计划的责任，并引导患者建立适宜的、正确的健康信念模式和疾病因果观；适时给予感情支持和心理咨询、心理治疗；提供饮食、运动等自我保健、综合康复指导；合并使用非药物疗法，如行为疗法、康复方法、营养方法以及群体治疗等，指导患者自我照顾。尤其要考虑有效地应用中医药疗法，分清标本先后，急则治其标，缓则治其本，因人、因地、因时制宜。在实施以问题为目标的健康照顾过程中，面对健康问题的处理结果，客观地审视与评价问题解决的程度。

在临床诊断中，概率主要用来表示在患者出现某种信号（症状、体征、指标等）时，其患某种疾病可能性的预测值，通常以百分数表示。有经验的临床医生在与患者的交流中，会按照疾病概率建立诊断假设，并且在假设的前提下，有目的地制订出进一步的病史搜索、体征检查和实验室检查的计划，然后再根据所得结果，检验原先的诊断假设，进行鉴别并排除不支持的诊断，保留支持的诊断，这种假设演绎法在全科医生的临床诊断过程中也是常用的诊断策略之一。例如，社区全科医生对某地方病的患病概率印象是 60%，而对于综合性医院的内科医生来说患病概率印象可能是 3%。各个假说的概率会随着资料的增加而发生改变。例如，一位 50 岁男性病人，主诉咳嗽 1 个月，近 3 天加剧，可形成的诊断假设是：慢性支气管炎概率印象 80%，感冒概率印象 15%，肺癌概率印象 5%。询问病史发现病人吸烟 35 年，每天 2 包，近 3 个月体重下降 20 斤，咳嗽咯痰，痰中带血。患病概率由此而变化，感冒概率小于 1%，慢性支气管炎概率 19%，肺癌可能性上升至 80%。这里的概率是指根据症状推断所患疾病的预测值。因此，全科医生在临床工作中，要注意收集各类疾病的发生现状、流行规律，各种常见病的患病率及其主要症状的发生概率等基本数据，运用临床经验和多学科知识，建立更合理的诊断假设。

全科医生临诊处方用药时要理解和尊重患者的期望与自主权，有些长期服药的慢性病患者，对所服药物有一定认识，医生除了向患者解释药物的疗效、作用途径、服药时间及间隔、用药周期和毒副作用外，还要鼓励患者参与疗效观察和副作用监控。有些患者表现出多系统、多器官的病变，全科医生需帮助患者选择有针对性的专科治疗，并指导患者从整体上综合考虑，以经济、安全、有效为目标，避免重复用药或盲目使用补益药物、滥用抗生素。由于临床治疗常常受到家庭成员尤其是家庭权力中心成员的健康信念模式与疾病因果观的影响，以及社区文化、习俗、意识、设施等的影响，因此，真正做到合理用药还要注意寻求家庭支持和正确引导社区健康意识。例如对于一个高血压病的患者，根据其形体胖瘦、性情、面色、生活起居、饮食、二便、舌苔脉象等诸多表现，选用平肝潜阳、化痰息风、补益肝肾、祛瘀通络、平调阴阳等治则和方药。西药降压药物的选用，也应在全面评价的基础上，综合比较各类药物的品种、适应证、副作用、服药宜忌、费用等。然后充分考虑患者的接受度、配合度，给出服药方案，并且针对生活方式、危险因素等提出合理的建议。在治疗过程中，尤其要密切观察患者的反应，力求最大限度地发挥治疗效用，降低副作用，减少经济负担，以提高患者的满意度和依从性，达到治疗目的。

（二）加强健康教育

健康教育是全科医生在日常医疗实践中对个别患者进行的针对性教育，是全科医生与患者交流的重要方式，可以通过面谈沟通、环境和宣传媒介熏陶，解释健康问题发生原因、发展规律及执行治疗方案时的注意事项，介绍与健康问题相关的预防、治疗、保健和康复方法，说明影响疾病发生、发展的相关健康危险因素的作用，以及患者、家庭在解决健康问题中的角色，指导患者改善求医行为，旨在增加患者对医嘱的顺从性，纠正患者不良的健康信念模式和疾病因果观，帮助患者改善不良行为。具体内容详见第五章。

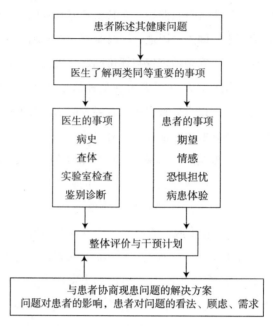

图 2-4 处理现存问题流程图

（三）采用适宜技术

全科医生遇到的健康问题常常是生物-心理-社会问题交织，各个年龄组的问题交错，个人、家庭和社区的问题交融，聚焦反映在急性病的处理、疑难病的转诊、慢性病的照顾、传染病的管理、个体和群体的健康教育、病后的康复等各个层面，由于社区缺乏高技术辅助诊查手段，更加显现了中医在社区应用中的优势，这意味着中医全科医生在处理常见健康问题时要交替使用中医思维和现代医学思维。全科医生经常交替采用开放式的问诊与封闭式的问诊方式询问病史，获取信息。封闭式的问诊在诊断过程中比较有针对性，开放式的问诊与积极倾听的技能则利于全科医生全面地了解健康问题的产生原因与发展过程，利于诊断，识别疾患。中医全科医生应特别强调通过查体获取信息的能力，重视四诊及现代医学的体格检查，慎重地使用实验室检查，选择性地应用 COOP/WONCA 功能状态量表等工具，根据病人的年龄、性别和现存问题及疾病进行恰当的局部或全面系统检查，判断、选择、总结与评价各种征象的重要程度，结合病人家庭和社区环境做出合乎实际的诊断及鉴别诊断，并结合病情解释其意义。

社区基层临床诊疗适宜技能，包括一般技能以及内、外、妇、儿、五官、急救、中医、康复等各科适宜在基层开展的基本技能。一般技能主要包括生命体征采集技能、无菌技术、鼻导管、吸氧法、鼻饲法、导尿术、注射法、灌肠法；内科适宜技能主要包括隔离技术、穿刺技术、心电采集技术、血糖测定技术；外科适宜技能主要包括手术人员无菌准备、患者手术区域的无菌准备、常用手术器械识别及使用、手术基本操作（打结、切开、缝合、止血、剪线等）、局部浸润麻醉、浅表脓肿切开引流术、清创术、换药术、术后拆线；妇产科适宜技能主要包括妇科检查（盆腔检查）、产检查、宫内节育器（IUD）；儿科适宜技能主要包括体格检查、儿童洗澡等；五官科适宜技能主要包括眼科、耳鼻喉科、口腔科基本检查技术及操作技能；急救基本技能主要包括通气、止血、包扎、四肢骨折现场急救外固定技术、脊柱损伤的搬运现场、（徒手）心肺复苏术、心脏电除颤（非同步电复律）、简易呼吸器的使用、洗胃术；中医适宜技能主要包括一般诊疗技能、针灸治疗技能、推拿治疗技能；康复适宜技能主要包括常用康复评定方法、常用康复治疗技术、常用物理因子治疗，以及引导中医药保健技术进家庭、中药药膳上餐桌，培养健康的生活方式等。

中医学的优势就在于无论治疗、康复、预防、保健，均要在遵循共性原则的前提下，针对个性施治、调养，从而达到最优化的效果。这也是中药和腧穴配伍理论的根源所在，同病异治、异病同治的精髓所在。在中医全科医疗过程中必须始终坚持这个原则，才能够最好地发挥中医特色。

（四）适时随访干预

随访是患者按照全科医生的要求定期或不定期的就诊，医生借此了解患者病情变化并指导患者康复。通常需要随访的主要有自限性、急重性和慢性病三类健康问题。随访的预约时间及频率依必要性而定。自限性健康问题经过一定时间后还未改善，或情况有任何重大变化，患者就应该自动再次复查。因急性的、重要的、危及生命的问题住院治疗，出院后的随访是很重要的，可以保证管理的连续性。随访对于慢性病、不能治愈的疾患是尤为重要的管理方式，因这些问题的处理强调照顾而不是治愈。从发现问题的早期到治疗的任何阶段，都需要常规的指导和周期性的复查，以预见或确认可能的并发症，并回顾治疗是否得当，这是良好的临床管理的基础。对于患者在生理、心理、社会等各个方面的功能状态，全科医生都应仔细地评价，以便通过自己的服务和病人的自我保健达到其健康和生命质量的相对最佳状态。

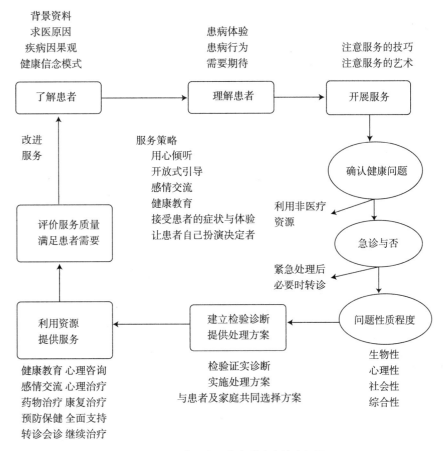

图 2 - 5　以人为中心的全科诊疗的流程图

随访可根据时间分为近期和远期两类。在近期随访中，全科医生主要观察患者治疗的效果及某些反应，并根据随访情况和复查结果调整用药。远期随访可观察某一治疗方案的长期效果、远期并发症及生存时间，有利于筛选出更有效的治疗方法，并可建立资料档案，掌握某一疾病的发展规律，有助于医学研究的发展。以肺癌患者为例，尽管患者经过手术或者放疗、化疗等综合治疗后病情得以缓解，但仍不能视为痊愈。作为一种全身性的疾病，癌细胞在停止治疗后或机体抵抗力降低时可能重新增生，引起复发和转移。即使是临床治愈的患者，5年以后也可能发生转移。同时，肺癌患者发生第二个原发癌的可能性也必须给予重视。通过随访可做到早发现、早治疗。因此，随访的意义在于可以有效地采集患者治疗的效果及某些反应，并根据随访结果及时调整用药，同时在长期观察中获得某一种疾病的发展规律。

第三节　全科医疗中的医患沟通

近年来，医患关系紧张，医疗纠纷突显，是医疗服务中值得重视的问题。因此，加强医德医风建设，培养医务人员的医疗水平和人文素养显得更为重要。

一、医患关系与医患沟通的概念

全科医疗是以人为中心、以家庭为单位、以社区为基础的，具有综合性、连续性、协调性及可及性的服务，同时以预防为导向，要求团队之间的合作。这些都需要全科医生具备良好的医患沟通能力和出色的接诊技巧，从而建立和谐的医患关系。

（一）医患关系的概念

医患关系是医疗活动中最重要的人际关系。"医"，指提供医疗保健服务的整个群体，包括医生、护士、医技人员卫生管理人员等。"患"，首先指前来就诊的患者及其家属、亲戚、朋友、监护人、同事等；其次指未求医的患者，如为了健康前来咨询的人、体检或是接受各种预防措施的人。医患关系即指医务人员与患者及其家属等在医疗服务过程中通过沟通与交流建立的一种特殊的人际关系。

医患关系有狭义和广义之分。狭义的医患关系是指医生与患者之间为解除病痛和促进健康而建立的一种人际关系，是医患关系的核心；广义的医患关系是指以医生为中心的群体和以患者为中心的群体为维护和促进健康建立起来的一种社会关系。正如著名医史学家西格里斯曾经说过："每一个医学行动始终涉及两类当事人——医师和患者，或者更广泛地说，是医学团体和社会，医学无非是这两群人之间多方面的关系"。

（二）医患沟通的概念

医患沟通，即医患双方为了满足患者的健康需求，解决患者的健康问题，在诊疗过程中进行的一种交流。这种交流在医疗活动中是必不可少，否则医务人员就无法全面地了解病情，也无法满足患者追求健康、解除病痛的需要。医患之间的沟通不同于一般的人际沟通，患者就诊时，特别渴望医护人员的关爱、温馨和体贴，因而对医护人员的语言、表情、动作姿态、行为方式更为关注，更加敏感。这就要求医务人员必须做到以心换心，真情实意，以患者的立场思考和处理问题。

二、医患沟通与接诊技巧

医患沟通贯穿于整个诊疗过程，接诊技巧则是医患沟通的一个重要方面。世界医学教育联合会《福冈宣言》提出："所有医生必须学会交流和处理人际关系的技能。缺少共鸣（同情）应视同技术缺陷，是无能的表现。"由此可见，在医生接诊患者的过程中，医生必须掌握一定的沟通技巧才能更好地处理医患关系。临床常用的沟通技巧主要包括语言沟通技巧和非语言沟通技巧。

（一）语言沟通技巧

全科医生通过问诊了解既往史与家族史、自觉症状、起病原因、发病经过及治疗过程等情况，并从患者的语言、呼吸以及咳嗽等声音中进行辨别，结合望诊与切诊所取得的资料，加以综合分析，了解病情的寒热虚实及病邪所在部位，为全面、正确的诊断奠定基础。在问与闻的语言沟通过程中，应注意以下九个方面的技巧。

1. 倾听

倾听是建立良好医患关系的重要步骤，也是一项基本技巧。医生必须尽可能耐心、专心和关心地倾听患者的诉说，并有所反应，如通过表情和动作，如点头或作"嗯、嗯"声等，注意不要干扰患者对身体症状和内心痛苦的诉说，尤其不可唐突地打断患者的谈话，使患者感受到医生在认真倾听自己的描述。

2. 接受

即医生无条件地接受患者，不能表现出拒绝、厌恶、嫌弃和不耐烦的态度。如患者表现出急躁，医生就更加要心平气和，努力营造使患者感到自在、安全、有充分发言权的氛围。

3. 肯定

医生要肯定患者感受的真实性，不可妄加否定。目前，医学对患者的一些感受仍然不能做出令人满意的解释和说明，因此，对于患者描述的不适感和担心应给予充分的理解，即使明显是病态的，也不可采取否定态度，更不要与患者争论。

4. 澄清

即澄清事件的经过，以及事件整个过程中患者的情感体验和情绪反应，尤其是患者感觉受刺激的部分。澄清十分必要，否则就很难有真正的沟通。医生应该注意尽可能将事实本身和描述者的主观评价剥离开来。

5. 巧问

巧问可以建立和谐氛围，便于医生得到更多更准确的信息，挖掘深层次的问题。在提问开始时，应先问一些简单的问题，如"你今年多大了""你做什么工作啊"，以对患者有所了解，并形成轻松的气氛。待患者适应之后，再问一些较为复杂的问题，如"头痛是持续的还是间断的，在什么情况下会诱发或加重"，以进一步了解病情。一定要避免诱导式的提问，以免造成对患者的心理暗示，影响信息的真实性，尤其要避免连珠炮式的"审问"方式。

6. 重构

医生把患者所说的话加以自己的理解，再用不同的措辞和句子加以复述，但不改变患者说话的本意。如患者说"睡眠特别差，晚上总是很难入睡"；医生可以说"你晚上睡不着，这样确实挺难受"。其目的是引导患者敞开心扉，道出病因，将消极情绪转化为积极情绪，为进一步的深入交谈开辟途径。

7. 代述

医生说出患者不好意思或不便明说的想法和感受。这要求医生有足够的敏感揣摩出弦外之音。例如，通过观察，医生试探性地问患者："你担心王大夫（主管大夫）太年轻是吗?"这既可以使患者内心的隐忧或顾虑得到表达和理解，同时，也可以使得到医生就此向患者进行解释的机会，以解决患者的忧虑。如果医生善于探知患者的难言之隐，代述这一技巧往往可以很好地促进医患之间的沟通。

8. 鼓励

在交流过程中，当医生捕捉到患者的某些烦恼、顾虑时，可以用不同的方式鼓励患者表达。如用未完成句"整天躺在床上，你是不是觉得……"来引导患者接着说下去；或用正面的叙述启动患者，如"你的儿媳妇对你多好呀"来缓解患者压抑的情绪；也可用自己的经历引发患者共鸣，从而确保医患之间愉快的交流沟通。

9. 对焦

患者的心里可能有多个问题，医生要通过与患者交流迅速找到核心"焦点"。对焦本身对患者有良好的心理效应，使患者获得会心之感，感觉和医生"想到一块儿去了"，因而积极配合，围绕共同的主题深入讨论，直至问题获得解答。

（二）非语言沟通技巧

研究表明，沟通过程获得的有效信息中，语言仅占7%，非语言占93%，其中音调占38%，面部表情和身体动作占55%，说明掌握非语言沟通的技巧对于搜集材料、建立良好的医患关系非常重要。中医的望诊和切诊就属于非语言沟通。望诊，不仅仅指医生通过观察了解患者的情况，也包括医生的面部表情、目光接触、身体姿势、接诊距离对患者的影响。切诊，除了收集脉象等资料用于诊断外，医生在检查过程中对患者的身体接触，基于医患双方的信任，也可给予患者心理安慰。在望与切的非语言沟通过程中，应注意以下九个方面的技巧。

1. 面部表情

面部表情是医生了解患者心理状态的窗口，同时也是患者了解医生内心活动变化的镜子。医生一方面要善于识别与解读患者的表情，同时也要很好的应用表情与患者进行沟通。当患者在陈述疾病为其带来的痛苦时，医生的表情应庄重、专注、同情；当患者表述喜悦时，医生应面带微笑；当患者述说原委时，医生应表示理解。

2. 目光接触

眼神可以传递语言难以表达的感情。在与患者的目光接触中，医生应能发现并正确理解患者眼神中的信息，同时，医生要善于运用眼神给患者以鼓励与支持。医生的目光应该是友善的、亲切的，不可带有不良情绪。在目光接触中，医生应注视患者面颊的下部，不可瞪视，不可眦视，不可游离。

3. 身体姿势

身体姿势可以表达个人的情绪，反映交谈双方彼此的态度、关系和交谈愿望。在接诊过程中，医生的坐姿应上身微微前倾，在倾听患者叙述时应微微点头，使患者觉得医生在专注地倾听，给患者留下良好的第一印象。同时，医生也可以通过患者身体所表现的姿势，对其所患疾病有一定的了解。如患者双手按在腹部并表现出痛苦貌，可能疾病在腹部；患者坐姿后仰，呼吸困难，可以考虑肺胀、气胸等疾病。

4. 语声音调

语速、音调、频率可以表达不同的情绪。医生要善于从声音上判断患者的情绪及内心感受，如兴奋时语速加快，难受或悲伤时语调降低，遇到难以启齿的问题会吞吞吐吐等。同时，医生也要用自己的声音对患者的述说进行反馈，同样一句话用不同的语调说会表达出不同的感情，如"像你这种情况怎么能做这样的事呢"，重音强调"这样"则表示认为当事人不可能这样做，强调"这种情况"则表示对当事人能力的怀疑。所以，在与患者的沟通中，医生要灵活掌握对语声音调的运用。

5. 距离方向

在接诊过程中，正常的医患距离为一臂，不宜过分接近，以免使患者感到紧张，但若距离太远，会使患者感到疏远而不利于交谈。双方座位宜呈直角，避免面对面的直视，使医患双方的目光可以自由的接触与分离，而不致尴尬和产生压迫感。

6. 肌肤接触

身体的接触是一种很好的医患沟通方式，如面对危重患者、极度悲伤的患者，或生命垂危的患者时，医生的握手、拥抱、搀扶、拍肩会胜过许多的语言安慰。在检查患者时，医生要注意手的温度、力度，尤其是冬天，医生要将手及听诊器暖热后再为患者进行检查。在身体的接触过程中医生还要注意分寸与技巧，以免适得其反。

（三）与不同类型患者的沟通技巧

1. 儿童患者

儿童的语言表达能力有限，要求医生具有良好的耐心及较强的观察力，用孩子能听懂的语言，以诱导的方式提问，观察患儿的反应，以便掌握真实的信息。进行医疗处理前，要与患儿做好沟通，处理过程中及时安抚、鼓励，争取患儿的配合。同时，全科医生还要与家长建立良好的沟通，了解家庭生活中可能存在的病因，教给家长正确的喂养方式和照料方法。大多数儿童会恐惧陌生的环境，不能长时间集中注意力，好奇心强，因此，诊室的装饰可以模仿幼儿园的氛围，在墙壁上画些卡通画，在室内放些小玩具等，以调节患儿的情绪，减少患儿的恐惧。

2. 青少年患者

青少年阶段容易产生心理问题，如对家庭和学校管制的逆反，对异性的好奇，渴望与同龄人交往等。他们渴望得到他人的肯定，更想由自己做出决定，医生要以对待成人的方式与其沟通，避免说教式谈话。对于某些属于隐私的问题，如果愿意向医生倾诉，说明对医生的信任，是否需要告知父母及他人应慎重考虑。

3. 老年患者

老年患者处于各组织器官与机能的衰退期，常见耳聋、记忆力下降、动作迟缓等表现，还往往伴有多器官的慢性疾病，如高血压、糖尿病、关节炎等。此外，老年患者还面临着孤独、失落、经济困难、不受尊重等问题，因此，与这类患者沟通时，医生要富有同情心，耐心倾听，适时地安慰并进行鼓励；制订的医嘱及重要注意事项要书写在病历中，以便患者随时查看；要求其进行定期复诊，及时了解病情和心理状况。面对经济困难的老人，必要时可动用家庭及社区资源，给予经济、医疗及心理上的支持。

4. 预后不良患者

对于预后不良的患者，如癌症末期、严重残疾等，医生要有同情心及正向的态度，站在客观立场上，为患者寻求最佳的治疗方案。必要时医生要让患者知道自己的病情，面对现实，告诉患者将会继续给予医疗帮助与精神上的支持，以取得患者的积极配合，减轻病痛。

5. 疑病倾向患者

疑病倾向患者在心理上往往缺乏安全感，过分关注身体问题，怀疑自己患有疾病，甚至怀疑自己患有不治之症，或怀疑检查结果及诊断。面对这类患者，医生要耐心倾听，替患者排除身体上的病患，对患者的怀疑给予合理的解释，并在心理上给予适度的支持与关心，同时，要指导患者建立良好的生活方式及作息习惯，正确看待疾病。

6. 多重抱怨患者

患者往往有焦虑及不满的心理，主诉常常有多器官、多组织的症状，但是又不能很好地描述这些症状，常常抱怨医生的治疗效果，对生活、工作往往也有多重抱怨。医生需要通过沟通，寻找其真正的心理症结，有针对性地进行疏导和沟通，试着为其提供相关的社区医疗资源，缓解压力。

7. 愤怒情绪患者

患者多因疾病导致个人目标受挫，压力无从疏解，而导致人格的异常，常表现出愤世嫉俗的情绪，在沟通中容易与医务人员发生冲突，也可能会出现不遵医嘱的行为。医生应该以一种坦诚的态度与其交谈，设法找出患者受挫的原因加以疏解，平息其愤怒的情绪，并表达积极的协助意向，感化患者。

8. 强依赖性患者

患者对医生的依赖性较强，将所有问题都交由医生解决，甚至纠缠医生。因此，在医患关系建立的早期，医生应该告知患者自己的能力有限，鼓励他们主动解决问题，并协助其利用各种其他资源，减少对医生的依赖程度。

9. 骄傲自大患者

患者往往表现出夸夸其谈，自以为是的态度。医生应该平心静气，避免与其产生冲突，利用患者自大态度，向适当的方面引导。

10. 临终患者

对于临终患者，医生要表现出同情、支持及尊重的态度。大多数临终患者都会经历不接受、接受治疗与疾病抗争、沮丧、直接接受死亡等一系列的痛苦阶段。在每个阶段医生都要给予心理上的支持，鼓励其不要放弃治疗，同时提供综合性服务，寻求可以减轻患者痛苦的方法。面对患者提出的敏感问题，医生要用患者可以接受的方式向其说明实情。同时，对患者家属也要给予必要的支持，给予精神及心理的安慰，使其悲伤的情绪得到宣泄。

（四）应注意的问题

1. 接诊环境

医生的诊室应该明亮、整洁、安静，让患者感觉舒适、安全，利于进行相应的体格检查。对于不同的患者，诊室环境的要求也不同，如儿科诊室应该活泼明朗，或准备些小玩具，使患儿放松；而精神科的诊室则应该庄重、私密，使患者有一定的安全感。诊室应该有很好的隔音效果，使医生与患者的交流沟通不受外界干扰。

2. 接诊开场白

会谈开始，是形成"第一印象"的重要时期，对医患双方的态度会产生持久性的影响。此时，医生应面带微笑亲切地向患者打招呼，根据患者不同的年龄段选择合适的称呼，忌用就诊的序号称呼患者，避免使用"小姐"等敏感词语。全科医生要与患者适度的寒暄，善用开放式提问，营造一种轻松和谐的气氛，以助于拉近医患之间的关系，消除患者的紧张情绪。

3. 资料收集

全科医生通过提问、倾听、观察、检查等方法，结合专业知识，了解患者的病情及心理状况。谈话的主要内容以开放式提问开始，用于搜索、收集信息，充分掌握了病人情况后，或对一些信息确认时，可采用封闭式提问，以节省时间，只有这样才能保证收集到资料的质量。

医患沟通与接诊技巧的运用对于资料收集的效果起着重要作用。善用这些技巧有利于全科医生充分了解患者的发病原因、发病过程、就医经历、就医体验及对以往就医的满意度，加深医生对疾病的认知水平，进而提高医疗质量；有利于指导患者改变影响健康的生活方式，消除危险因素，从预防入手，防微杜渐，增强疗效；有利于患者加深对医疗服务内容和方式的理解，对治疗效果和风险有充分的心理准备，对不尽人意的治疗结果能够正确对待；有利于增强医患之间的信任，充分尊重患者的知情权、选择权，减少医患纠纷，构建和谐的医患关系；有利于贯彻和实施全科医学以人为中心的健康照顾，促进医疗卫生的事业发展。

4. 保护患者隐私

对于涉及个人隐私性的疾病，医生应为患者保密。当医生为异性患者做体格检查时，必须要有另一位异性在场。医生带教实习时，如遇到典型病例，应该先征得患者的同意，再对学生进行讲解或体检，不可将患者的病痛任意展示，损害患者的自尊心。

第三章　以家庭为单位的健康照顾

以家庭为单位的服务这一全科医疗的专业特征，是由全科医生的执业性质决定的。以家庭为单位的健康照顾可以从 5 个方面来认识：第一，从社会学上讲，家庭是人类群体生活的基本单位；第二，从医生的专业特性上讲，家庭是全科医生执业的根基；第三，家庭与个体的健康和疾病密切相关；第四，家庭对人的健康起着重要的支持作用；第五，以家庭为单位的健康照顾可以明显改善家庭及其成员的健康状况。对于中医全科医生来讲，家庭是患者最重要的背景，长期服务于相对固定的家庭，有助于提高临床水平和总结临床经验。

第一节　家庭结构与功能

家庭是社会的细胞，个人健康在许多方面与家庭有着紧密的联系，全科医学在全面维护与照顾个人健康的基础上，整合社会科学、行为科学理论，倡导以家庭为单位的健康照顾，以冀更好地提高服务效能，维护人们的健康。

全科医生在考虑个人健康问题时，常须考虑其家庭背景，综合分析服务对象的家庭状况及其在家庭中的角色、地位，充分利用各种资源，帮助个人和家庭解决健康问题。

家庭背景主要包括家庭结构、家庭功能、家庭生活周期、家庭资源、家庭角色、家庭关系、家庭交往方式、家庭经济、家庭生活方式等。对家庭背景的了解和分析，是全科医生进行临床判断所需资料的重要组成部分，同时也是全科医疗的一大特色。全科医生通过门诊及家访，了解家庭结构并评价其功能及家庭各个角色之间的相互关系和相互作用，判断病人疾患的发生、发展和预后与其家庭之间的联系，以便进行必要的协调指导，及时纠正家庭中影响健康的不良观念和生活方式，力求改变家庭的氛围，消除隐患，使其对健康问题的解决起到积极的作用。

中医师在临床诊疗中，在关注病人四诊信息的同时，也常常关注其家庭关系，以利于更全面地了解病因，综合调理，并借助病家对医生的信任，进行适宜的宽慰与调解。

一、家庭的定义

传统意义上的家庭指由血缘、婚姻或收养关系联系在一起的，由两人或两人以上构成的群体。是人类最基本最重要的制度和群体形式。随着社会的发展，家庭的形式结构开始多样化，Smilkstein（1980 年）从强调家庭功能的角度将家庭定义为：能提供社会支持，在其成员遭遇身体或情感危机时，能向其寻求帮助的一些亲密者所组成的团体。纵观婚姻、血缘、供养、居住、相互支持和照顾等家庭基本要素，现代比较公认的定义是：家庭是通过情感关系、法律关系和生物学关系连接在一起的社会群体。

二、家庭的结构

家庭的结构是指家庭组成的类型及各成员相互间的关系，包括外部结构和内部结构两部分。家庭的外部结构即人口结构，又称家庭的类型，可分为核心家庭、扩展家庭和其他家庭类型等。家庭的内部结构包括权力结构、家庭角色、家庭沟通和家庭价值观等方面。家庭结构影响到家庭成员的相互关系、家庭资源、家庭功能、家庭经济、健康与疾病等。

（一）家庭的类型

1. 核心家庭

核心家庭是指由一对夫妇及其未婚子女（或无子女）组成的家庭，也包括养父母与养子女组成的家庭。这是现代社会最普遍的家庭类型，其特点是规模小，结构简单，只有一个权力中心，容易做出决定，但可利用的社会资源相对也少。这种家庭关系具有亲密和脆弱两重性，出现危机时，因较少得到家庭内、外资源的支持而易导致家庭解离。目前我国的家庭类型以核心家庭所占比例最大。

2. 扩展家庭

扩展家庭是指由两对或两对以上的夫妇及其未婚子女组成的家庭，包括主干家庭和联合家庭两种形式。

（1）主干家庭

主干家庭又称直系家庭，是由一对已婚子女同其父母、未婚子女或未婚兄弟姐妹构成的家庭，包括父和（或）母和一对已婚子女及其孩子所组成的家庭。往往具有直接血缘和婚姻关系。主干家庭是核心家庭的扩大，有一个权力中心和一个次权力中心，家庭结构较核心家庭复杂，但内、外资源较核心家庭丰富。

（2）联合家庭

联合家庭是由至少两对或两对以上同代夫妇及其未婚子女组成的家庭，包括由父母同几对已婚子女及孙子女构成的家庭、两对以上已婚兄弟姐妹组成的家庭等。联合家庭的特点是家庭规模大，人数多，可获得的家庭内、外资源也较多，应付家庭压力的能力较强。但因其结构复杂，成员间的关系较繁杂，有多个权力中心，制约因素较多，家庭决定有时较难统一。这种传统的多代多偶式大家庭类型，当前中国所占比例很少。

3. 其他家庭类型

其他家庭类型包括单身家庭、单亲家庭、未婚同居家庭、群居家庭及同性恋家庭等。这类家庭不具备传统的家庭结构，某些家庭功能不完善，能获得的家庭内外支持较少，其本身的结构对疾病和健康具有一些不利的影响，在我国这类家庭呈现增多的趋势。

（二）家庭的权力结构

家庭的权力结构是家庭的决策者以及做出决定时家庭成员之间相互作用的方式，分为传统权威型、工具权威型、分享权威型和感情权威型四种类型。①传统权威型：是由家庭所在的社会文化传统而来的权威。如在男性主导社会，父亲通常是一家之主，家庭成员都认可他的权威，而不考量他的社会地位、职业、收入、健康、能力等。②工具权威型：指负责供养家庭、掌握经济大权的人，被视为权威人物。若是妻子或子女处于这种位置上，也会成为家庭的决策者。③分享权威型：指家庭成员分享权力，共同协商做出决定，由个人的能力和兴趣来决定所承担的责任。④感情权威型：由家庭感情生活中起决定作用的人担当决策者。家庭权力结构并非是固定不变的，它有时会随家庭生活周期、家庭事件、社会价值观的变迁等家庭内外因素的变化而改变。家庭权力结构是家庭医生进行家庭评估的参考资料，通过评估确定家庭中的决策者并与之协商，然后实施家庭干预措施。

（三）家庭角色

家庭角色是指个人在家庭中的地位和在家庭关系中的位置，这种地位和位置决定了个人在家庭中的责任、权利和义务。在家庭中，存在各种各样的角色，如父亲、母亲、妻子、丈夫、子女，都有其相应的义务和权利，各种角色都需要学习而来。

角色学习是一种综合性的学习，指学习角色的情感、态度，角色所拥有的权利和所负的责任。角色学习是在人与人之间的相互作用和角色互补中进行的，当然传统的角色模式也给同等角色树立了仿效的样板。角色学习既受到家庭环境的影响，又受到社会环境的作用。角色学习如发生偏移，可能学习到一些不良的行为，不仅影响健康，还可能造成压力和家庭危机。一个家庭成员在家庭中可扮演多种角色。如果角色太多或角色划分不清，或所扮演的角色与家庭和社会期望的角色行为差距太远，不能适应角色期望时，个体感到困惑、压抑和矛盾，可能产生角色冲突。角色冲突在扮演一种或多种角色时都可能发生，会导致情绪、心理功能紊乱，甚至出现躯体障碍，表现出相应的临床症状和体征，同时导致家庭功能障碍。

角色冲突亦可能产生相应的角色期待，每一个家庭成员的角色期待通常都有传统的规范，而各个家庭对每一个成员的角色期待不尽相同。角色期待也会因时代的不同而有所改变。角色期待包含了复杂的综合转变，如对家庭社会的认知、实践体验、情感态度的转变等。人的成长经历与角色期待是密不可分的。所以角色期待是指社会和家庭对其成员所期盼的一种特定的规范行为模式。正常的角色期待对个体是一种关心和鞭策，可以成为个人自我实现的动力，而异常的角色期待则会导致病态人格。家庭的角色期待对其成员的发展至关重要，既符合家庭需要又符合社会规范，才是理想的家庭角色。

家庭角色行为的优劣是影响家庭功能和家庭健康的重要因素之一。健康家庭的角色功能表现为：家庭各成员对角色的期望趋于一致；每个家庭成员的角色都与自己的地位、能力相适应，个人认同自己所扮演的所有角色；家庭的角色行为与社会期望的一致，能被社会所接受；家庭角色具有一定的灵活性，能主动地适应角色转变，防止角色冲突带来的危害。

家庭功能良好也建立在每一成员良好的角色期望之中，表现出家庭对每一角色期待的一致性；角色期待能够满足家庭成员的心理需要，他们的角色期待符合自我个性的发展；对角色的转变富有灵活性，能适应转变的角色规范，这样的角色也能适应社会，符合社会规范而被社会所接受。正因为家庭角色功能良好是健康家庭的保证，全科医生要在了解人文科学和社会科学的基础上，对家庭成员的角色功能给予足够的重视，帮助每一成员认识自己的角色转换，适应自己所处的位置，有意识地培养良好品质。

（四）家庭沟通

家庭沟通是家庭成员间交换信息、沟通感情和进行行为调控的有效手段，也是维持家庭正常功能的重要途径。发送者与接受者的沟通通过信息的传递而表达，其中发送者、信息、接受者是沟通的三要素。

根据沟通的内容与感情的相关性，可以分为情感性沟通与机械性沟通。根据沟通时所表达信息的清晰度，可分为清晰性沟通与模糊性沟通。根据沟通时信息是否直接指向具体的接受者，可分为直接沟通与间接沟通。

了解家庭沟通状况，有助于了解家庭功能。如家庭功能不良的早期容易发生情感性沟通受损；家庭功能严重障碍时成员间的信息传递缺乏或中断、表达不清或错误，模糊性沟通和间接沟通增加，甚至机械性沟通也难以进行。因而全科医生在提供服务时，对沟通障碍的家庭应建议多使用直接沟通、清晰性沟通、情感性沟通方式来调家庭功能。

（五）家庭价值观

家庭价值观指家庭对客观世界的态度，它与家庭成员的行为方式、家庭成员对外界干预的反应有很大关系。家庭各成员可以有自己的价值观，它们相互影响并形成家庭所共有的价值观。家庭的健康观、疾病观直接关系到每位家庭成员对健康的认识、维护健康的行为、患病时的就医行为和遵医行为、实行预防措施、改正不良行为等，对维护家庭健康至关重要。

家庭成员的求医行为也决定着他们的健康状况。求医行为在家庭成员之间是相互影响的，家庭支持程度影响家庭成员求医的频率。如家庭成员频繁求医，过分依赖医生和护士，常出现在家庭功能严重障碍的家庭。

（六）家庭资源

家庭资源是指家庭维持基本功能，应付紧张事件或危机状态所必需的物质和精神方面的支持。家庭资源状况在改善家庭适应能力方面起着非常重要的作用。家庭资源可分为家庭内资源和家庭外资源。

1. 家庭内资源

经济支持：家庭对成员提供的各种金钱、财物的支持。

健康维护：家人参与对成员健康的维护和支持。

医疗处理：家人提供及安排医疗照顾。

情感支持：家人对成员的关怀及精神支持。

信息和教育：家人提供医疗资讯及建议。

家庭结构上的支持：家庭住所或设施的改变，以适应患病成员的需求。

2. 家庭外资源

社会资源：亲朋好友及社会团体的支持。

文化资源：文化水平的高低。

宗教资源：宗教信仰、宗教团体的支持。

经济资源：来自家庭之外的收入及赞助。

教育资源：教育程度的高低。

环境资源：居所的环境。

医疗资源：医疗保健机构。

全科医生可通过与患者交流、会见家属、家访等形式，了解患者的家庭资源状况，评估可利用的家庭内、外资源，记录下来，存入病历。当家庭内资源不足或缺乏时，全科医生应充分发挥其协调者的作用，帮助病人及家庭寻找和利用家庭外资源。

NOTE

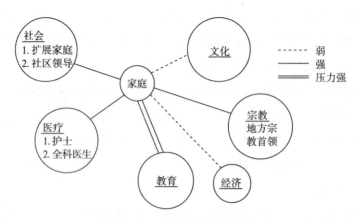

图 3 - 1 家庭外在资源生态图

三、家庭的功能

家庭的功能主要包括：①满足感情需要的功能；②满足生殖和性需要的功能；③抚养和赡养的功能；④将家庭成员培养成合格的社会成员的社会化功能；⑤维持家庭经济活动的功能；⑥赋予成员地位的功能。

家庭功能某些方面的损害或缺失会影响家庭的稳定，家庭结构的变化、角色的冲突、家庭沟通的异常等均会导致家庭功能的损害，而家庭资源的多寡则关系到维持家庭功能良好和修复家庭功能损害的能力。当家庭资源充足时，拥有足够的家庭支持，可以克服困难，度过危机。家庭资源匮乏时，出现个人或家庭压力事件，可使个人和家庭处于危机状态。

四、家庭与健康

家庭与健康关系十分密切，一些疾病的发生与传播，患者的治疗、护理、康复等均与家庭有关，而家庭结构和功能的异常，也常常影响家庭成员的生理、心理健康，成为隐性的、重要的健康危险因素。

1. 家庭与遗传病

遗传性疾病来自于家庭，包括生物性、心理行为、精神性疾病。如血友病、β - 地中海贫血等；一些慢性病也有家庭遗传倾向，如高血压、糖尿病、癌症等；神经质人格在某些家庭可多人呈现。

2. 家庭与感染

由于生活关系密切，一些呼吸道、消化道传染病较易在家庭中传播，如流感、急性胃肠炎、病毒性肝炎等，这与居家环境、卫生习惯等有关。

3. 家庭与慢性病

多数慢性病患者需要家庭的长期照料，家庭照顾得当与否，密切关系到疾病的控制水平、患者的生活质量及预后。

4. 家庭与儿童成长

家庭是儿童生理、心理、社会性成熟的必要环境与条件，家庭关系、功能、照护的异常，家庭资源的缺乏，常可影响儿童的健康成长，造成意外伤害事件、营养不良、发育异常、人格障碍等。

5. 家庭与生活行为习惯

多数人的生活习惯来自于家庭。具有健康生活习惯的家庭，其成员健康状况大多良好，反之，具有不良生活方式和行为习惯的家庭，如偏嗜高脂饮食、缺乏运动、吸毒、嗜赌等，对家庭成员的健康多有危害。

6. 家庭与预防保健

正确的健康观可以促进家庭成员自觉维护健康，适时进行预防保健，从而减少疾病的发生，反之则不然。就医行为也与家庭价值观有关。

7. 家庭关系与健康

在结构功能良好、沟通正常、相亲相爱的和睦家庭中，人们身心愉悦，乐观向上，相互帮助，克服困难，即使发生疾病、遭遇困境，也能积极应对，努力改变境遇。若家庭关系长期不良，则容易出现各种疾病、心理问题、婚姻不稳定、儿童行为异常、学习困难等，甚至出现犯罪行为，疾病发生后的治疗、康复往往也不顺利。人们常说"家庭是幸福的港湾"，感情是家庭的核心要素。家庭成员间温暖和睦的亲情，是人们幸福生活的源泉，而愉悦的身心也有助于肌体的自我调节与修复，减少疾病的发生，促进疾病的好转与痊愈；若家人间情感出现问题，常常令人苦恼，甚至产生许多不适，久而久之，亦可造成身体的创伤。

全科医生应深刻认识到家庭与健康的多重关系，重视各类因素的影响，适时适当地提供建议与帮助，有效地维护和改善服务家庭的健康状况，这是全科医学倡导以家庭为单位健康照顾的核心所在，也是全科医学的特色所在。

第二节 家庭生活周期及其健康问题

一、家庭生活周期

家庭生活周期是指家庭遵循社会与自然规律所经历的产生、发展与消亡的过程。从20世纪70年代开始，在"个体生命发展模式"的基础上，人们提出了多种"家庭生活周期"的模型，这些模型按照时间和家庭的特征将家庭生活分为数个阶段。Duvall（1957年）根据家庭的功能将家庭生活周期分为8个阶段：新婚期、第一个孩子出生期、有学龄前儿童期、有学龄儿童期、有青少年期、孩子离家创业期、空巢期和老龄期。

家庭生活周期与个体的发育、心理的发展和家庭的成长交织在一起。某些特殊情况下，家庭并不一定经历生活周期的所有阶段，如离婚、再婚、独生子女家庭等。所以具体的家庭生活周期的划分，应根据家庭结构和成员的客观资料来确定。掌握家庭生活周期的概念，有助于判定家庭所处生活周期的主要健康需求，从而预测、识别家庭在某一阶段可能面临的问题或危机。全科医生了解家庭生活周期及家庭的结构功能、家庭的内外资源、家庭的生活事件等内容，才能准确地把握家庭问题，及时地为个人及家庭提供咨询和指导，开展有针对性的健康服务。

二、家庭生活周期遇到的问题及照顾

实践中人们又不断探索总结出，根据不同时期的不同特点，应提供相应的照顾，才能维持家庭生活健康。（表3-1）

表3-1   家庭生活周期及常见健康问题

阶段	定义	家庭主要问题	健康服务重点
新婚期	男女结婚	性生活协调和优生优育 双方婚后角色重新适应 准备承担父母角色	婚前健康检查 性生活指导 计划生育指导 家庭与人际关系指导
第1个孩子出生期	最大孩子0~30个月	父母角色的适应 经济及照顾幼儿的压力 生活节律变化 母亲的产后恢复	哺乳期性指导 新生儿喂养 预防接种 婴幼儿营养与发育促进
有学龄前儿童期	最大孩子30个月~6岁	儿童身心发育及安全保护 孩子与父母部分分离	合理营养 生长发育监测 疾病预防 良好习惯培养 防止意外事故
有学龄儿童期	最大孩子6~13岁	儿童心身发育 上学问题 营养、运动、青春期卫生	儿童健康教育 学习压力应对 儿童社会化问题
有青少年期	最大孩子13岁至离家	青少年的教育与沟通 青少年性教育，与异性的交往、恋爱	心理咨询健康生活指导 青春期教育与性教育
孩子离家创业期	最大孩子离家至最小孩子离家	父母与子女的关系转变为成人间的关系 父母感到孤独 易发生慢性疾病等	心理咨询 定期体检 更年期养生保健 合理就医和遵医行为
空巢期	父母独处至退休	恢复夫妻两人生活 计划退休生活 给孩子们支持，与孩子们沟通，适应与新家庭成员的关系	预防药物滥用 定期体检 健康生活方式指导 预防慢性病
老龄期	父母退休至死亡	经济及生活依赖性高 衰老、疾病、丧偶和死亡	慢性病治疗 合理的社交活动 生活自理能力 临终关怀照顾

1. 新婚期

新婚之后，由于夫妻双方的生活习惯、性格、价值观、信仰等来自不同的家庭，在短时间内不易相互适应，需要逐步理解和包容，建立共同的生活模式。

Kendel（1977年）提出，婚姻必须面对的适应问题有7点：①做出决定的模式；②经济来源与支配；③学习沟通与接纳对方的感受；④在物质与精神上做好为人父母的准备；⑤学习夫妻生活所必需的人际交往技巧，建立共同的社会关系；⑥建立解决问题的共同合作模式；⑦建立共同的生活习惯，分担家务。在婚姻生活中保持适当的自主性、合作性和良好的适应性是美满婚姻的关键。

新婚期的预防保健应从婚前检查开始，包括性生活知识和遗传性疾病的咨询与教育。全科医生要了解双方对婚姻的态度和适应情况，及时指导生育计划、讲解孕期保健及检查，并引导夫妻双方做好为人父母的心理准备。

2. 第一个孩子出生期（最大孩子 0 ~ 30 个月）

全科医生应协助父母处理婴幼儿的养育问题，如喂养方法、营养添加、发育评价、预防接种等等，以及先天畸形等异常问题的处理。同时，协助指导维护婴幼儿心理的正常发育。各种感官刺激是婴儿认知发展所必需的动力。Erikson 认为，婴儿时期是基本信任的形成期，父母对婴儿的爱护，对婴儿需要的满足，都可使婴儿建立起对外界的信心。这个时期的孩子对外界充满好奇心，不停地探索与尝试，要保证给予他们一个安全的环境，不要给予太多的限制，让他们学习，但要注意防止意外事故发生。对于母亲，要注意产后的身体恢复与照顾，要定期进行妇科检查，指导避孕方法的选择和使用等，处理好哺乳、营养与休息，以及家庭各成员关系的重新适应。

3. 有学龄前幼儿期（最大孩子 30 个月 ~ 6 岁）

此期幼儿的智力发育特别快，如语言发展，2 岁时词汇急速增加，3 岁可运用基本语法，4 岁能与人交谈。幼儿多喜欢发问、尝试、模仿，全科医生应告知家长为儿童提供学习的最佳环境和途径。此期父母处在事业与社会地位的发展期，要学会运用各种资源，平衡子女发展的需要与父母成就发展的需要。

学龄前儿童预防保健的重点是防范意外伤害和增强机体抵抗力，防止各种感染。健康照顾的重点是安全教育、合理营养及培养良好的生活习惯。该时期是儿童智力发育与人格发展的重要阶段，应提醒家长为孩子创造良好的环境并树立示范性的良好榜样。

4. 有学龄儿童期（最大孩子 6 ~ 13 岁）

此期儿童到了入学年龄，进入儿童社会化的重要时期，开始与家庭之外的人和环境接触，开始学习与适应社会规范、道德观念及沟通技能，逐步建立人际关系。父母应把教育孩子如何为人处事作为重点。此期儿童学习能力、认知能力和社会适应不断增强，但会遇到困难，出现适应障碍、学习障碍、行为障碍等等，常表现出情绪不安、学习困难、惧学及身体不适。引导和鼓励是教育的重要措施，鼓励孩子积极参与社会活动，学会与人相处，培养良好的社会道德，树立正确的人生观和价值观，并在社会实践中逐步增强对社会公德、行为准则的判断力，全科医生可以为家庭提供有关心理学、社会学和伦理学相关知识的咨询。

5. 有青少年期（最大孩子 13 岁至离家）

青少年期是人生身心变化最突显的阶段，在心理精神成长方面，青少年追求独立、自主、自我认同及执着理想追求，常表现出叛逆、言辞尖锐、易冲动、不愿妥协等行为。全科医生应指导家长谅解儿女，尊重其独立，平等地进行沟通，在合理范围下让其自主发挥，不要严加指责，否则会起到相反的作用，但要注意偏离行为和误入歧途。

青少年期在生理上发生重大变化，如身高、体重和体型等，第二性征出现，性器官发育成熟。全科医生除了在性知识方面提供必要的教育与咨询外，还应注意体格发育的个体差异和由此产生的心理问题。

全科医生要协助家庭解决青少年的行为问题，要注意心理卫生教育，培养孩子积极向上的人生态度。13 ~ 25 岁是身心发育逐渐成熟的阶段，生活上饮食营养要全面，调养用药要慎重，在治病调养护理方面提倡中医药辨证论治的主导思想。

此阶段父母已 40 岁左右，壮年来临，开始出现慢性疾病，因此要安排必要的定期检查，如周期性地检查血压、血糖、血脂、肝功、乳腺、妇科检查等，全科医生在这一阶段对家庭的照顾具有双重责任。

6. 孩子离家期（最大至最小孩子离家）

孩子离家求学、创业、结婚，与父母已经是成人间的关系。父母不宜过多约束成年子女，避免造成疏离，应根据孩子的才能、个性引导其立足于社会、为广大民众服务的理念，正确走向创业之路并安家立业。孩子创业独立阶段，较容易发生心身创伤，作为父母不仅要在精神上给予子女较大的发展空间，经济上也要支持资助子女。

此阶段父母的角色内容与生活重心开始转移，从子女身上重新转移到配偶身上，一些原来封闭已久的矛盾可能会重新触发而产生新的危机。要协助家庭调整生活的重心及夫妻关系，处理因不良适应而产生的心理症状。在社会功能未能及时填补家庭功能的空隙前，全科医生将要负更多的责任。父母即将步入老年阶段，他们身体机能出现减退现象。《素问·上古天真论》曰女子"七七，任脉虚，太冲脉衰少，天癸竭，地道不通，故形坏而无子也"。男子"五八，肾气衰，发堕齿槁；六八，阳气衰竭于上，面焦，发鬓颁白；七八，肝气衰，筋不能动。天癸竭，精少，肾藏衰，形体皆极。八八，则齿发去。"即女子在 49 岁左右形体改变，正气虚衰，男子在 64 岁前后发坠齿枯，形体衰败，进入疾病多发期，如心脑血管疾病，代谢性疾病，恶性肿瘤等。而伴随着男女更年期的到来，也会有一系列生理、心理的变化。全科医生应注意家长的慢性病及危险因素，如肥胖、吸烟、高血压、高血糖等，多进行家庭宣教、筛查和防治工作，引导其正确就医，合理应用中药或西药；并指导家长开始培养自我兴趣及社交，以调节空虚和寂寞，使家庭健康发展。

7. 空巢期

此期子女皆成人离家，家中仅剩夫妻二人。伴随着子女结婚、生子，夫妻俩又增加了祖父母的角色，这个时期要尊重各个家庭的独立生活，避免过多干涉青年夫妻的生活方式，适时进行老年健康教育及子女赡养父母的责任教育。此期父母逐渐步入老年期，为了安享晚年，经济上的准备是应最先解决的问题。所以，在中年时期就应该开始重新做家庭经济计划。父母可能开始逐渐出现心理社会障碍，易患焦虑、失眠、忧郁、痴呆等。全科医生对父母应多做家庭健康教育工作，提倡他们培养娱乐方面的兴趣爱好，鼓励他们积极参与社会活动，扩大社会联络，增加社会资源，以充实生活，避免孤独。

由于老化的过程开始，要注意身体状况的变化，如体力减退、食量减少、睡眠时间与性质发生改变、视力和听力减退、反应迟缓、记忆力衰退、性功能下降、女性停经等。此期慢性病发生率增高。一旦得病，恢复较慢，预后较差，而且随着年龄增加对医疗资源的使用频率也不断增加。全科医生不仅要为父母诊治疾病，而且要为他们提供周期性的健康检查，以达到早期发现、早期治疗的目的，应特别注意一些与年龄有关的疾病，如心血管疾病、关节炎、骨质疏松、前列腺肥大等。并在辨证论治的基础上使用中医药，养生方面也可多用中药。

8. 老龄期（老化家庭期）

此期男女均已超过 65 岁，步入了老年期，身体显著老化，疾病多，残障多，还有依赖、失落与孤独等心理问题，经济收入减少也是这一阶段的重要问题。面对各种潜在的失望时，父母最需要熟悉自己状况的医生来照顾。全科医生应多进行家访，开展老年健康及生活自理等方面的教育，指导父母积极治疗慢性身心疾病重视饮食、药膳调养，及时检查其服药安全，指导合理运动锻炼和饮食营养等。此期重点在照顾老人的安全及疾病问题，尤其对配偶已经离世的独居老人，全科医生的照料与关怀更为重要。

总之，家庭的发生、发展、衰亡是一个过程。家庭周期的特点是：①随时间而发生变化；②有起点与终点；③每个家庭都随着阶段发展；④每个阶段都存在其特定的发展内容；⑤存在正常的变迁和意外的危机；⑥是生物学、行为学以及社会程序的传递。全科医师掌握家庭生活周期的重要性在于，对于每个所照顾的家庭，了解它的周期，可以提供前瞻性的指导，帮助家庭解决可能面临的问题，有利于开展以家庭为单位的服务工作。

三、家庭压力事件和家庭危机

家庭压力事件是指生活中可以扰乱人们心理和生活稳定状态的事件。在家庭生活中，令人愤怒或兴奋的事件均可对人产生压力，如丧偶、离异、新成员的加入、成员的健康变化、矛盾与和解、伤病、生活环境与习惯的改变、获得荣誉或违规违法、退休、失业、工作调动或调整、经济状况的较大变化、中奖、大额贷款或还贷。有学者研究生活压力事件与人体健康状况变化之间的关系，发现在一定时期内，当生活压力事件引起的心理应激，累积超过了个体自我调节能力，则有可能出现健康问题。美国学者霍尔姆斯等制订的生活压力事件心理应激评定表，以生活变化单位（LCU）对各种生活压力事件进行评分统计，研究发现，若 LCU 小于150，属于适度压力，通常可保持健康；LCU 在 150～199 之间，约 30% 的人可能出现健康问题；LCU 在 200～299 之间，约 50% 的人可能出现健康问题；若 LCU 超过 300，则 80% 以上的人可能出现健康问题。全科医生在对家庭的持续性照顾中，要注意各类家庭压力事件对家庭成员健康的影响，及时做好预防保健工作。家庭和个人生活压力事件评分见表 3-2。

表 3-2　家庭和个人常见生活压力事件及评分（部分）

家庭生活事件	评分	个人生活事件	评分
配偶死亡	100	入狱	63
离婚	73	较重的伤病	53
分居	65	性功能障碍	39
亲密家属死亡	63	好友死亡	37
结婚	50	杰出的个人成就	28
夫妻和解	45	开始或停止上学	26
家庭健康的重大变化	44	生活条件的较大变动	25
怀孕	40	生活习惯上的变化	24
新家庭成员加入	39	转学	20
与配偶吵架	35	搬家	20
子女离家	29	娱乐的较大变化	19
姻亲矛盾	29	宗教活动的较大变化	19
家庭团聚的变化	15	睡眠习惯的较大变化	16
		放假	13
		圣诞节	12
		轻微的违法行为	11

NOTE

家庭危机是指生活压力事件作用于个体和家庭，导致家庭系统调适不良、功能障碍，无法应付紧张事件，出现家庭功能失调的危机状态。通常表现为家庭部分成员出现心身症状，从而产生求医行为，尤其是家庭资源相对贫乏的核心家庭，更容易遭受各种危机的影响。家庭危机可分为耗竭性危机和急性危机。当一些慢性的压力事件逐渐堆积到超过个人和家庭所能召集的资源限度时，家庭便出现耗竭性危机；当一种突发而强烈的紧张事件迅速破坏家庭平衡时，即使能得到新的资源，家庭也不可避免地会出现急性危机。家庭危机常见的原因主要是：①意外事件，由来自家庭外部的作用而引发的无法预料的家庭危机，如自然灾害造成的住所被毁、成员死亡等；②家庭生活周期变化，由家庭发展所伴随的危机，具有家庭阶段特征，具有无法避免或可预见的特点，如结婚、生子、退休、离婚、丧偶等；③个人生活事件，重病、突然出名、刑事处分、地位改变等；④经济生活事件，如失业、破产、中大奖等。

第三节　家庭评估

家庭评估（family assessment）是针对一些原因不明的、与家庭相关的个体、家庭健康问题进行评估，也是对家庭结构的一种分析。它是家庭照顾的重要组成部分，包括对家庭及其成员基本资料的收集、对家庭结构的评估、对家庭生活周期阶段的判断、对家庭压力及危机的评估、对家庭功能的评估及对家庭资源的了解等等。其目的是分析家庭存在的健康和疾病问题，以及在照顾患者健康和疾病问题过程中可以适当利用的家庭资源；了解患者家庭环境及特点、家庭成员间的关系，找出家庭问题的根源；分析家庭的重大事件及解决程度。通过家庭评估，全科医生可得出调整个体及家庭问题的解决途径，并为维持家庭健康提供依据。

家庭评估结果：问题来源（压力来源）；家庭的亲密度；家庭的相互作用模式；家庭的调适度；家庭问题的重大程度及难度。

家庭评估的适应证：①频繁的急性发病；②无法控制的慢性病；③经常主诉身体不适；④遵医嘱不良；⑤精神疾患；⑥滥用药物及酗酒；⑦肥胖症；⑧儿童行为问题；⑨婚姻问题；⑩住院；⑪绝症；⑫怀孕；⑬遗传病咨询；⑭过度使用医疗服务。

在进行家庭评估过程中全科医生应具备解决各种问题的能力，以家庭的方式进行感情沟通，有能力控制其成员的行为，理解成员间的感情联系和自主性。

家庭评估的类型：客观评估、主观评估、分析评估和工具评估等。①客观评估是指对家庭客观的环境、背景、条件、结构和功能进行了解和评价。②主观评估是指用自我报告或主观测试等方法了解家庭成员对家庭的主观愿望、感觉和反应。③分析评估是利用家庭学原理、家庭系统理论和家庭发展的一般规律来分析家庭的结构和功能状况。④工具评估是指利用预先设计好的家庭评估工具来评价家庭结构和功能的状况。

常用的家庭评估方法包括家庭基本资料的收集、家系图、家庭圈、家庭关怀度指数（APGAR 问卷）、家庭适应度及凝聚度评估量表、PRACTICE. 评估模型等，分别介绍如下。

一、家庭基本资料

常用的最为简便的家庭评估方法就是家庭基本资料的收集和记录。家庭基本资料包括各家庭成员的基本情况（姓名、性别、年龄、家庭角色、职业、文化程度、身体健康等）、家庭类型、内在结构、居住环境、家庭经济状况（经济来源、家庭年均收入、家庭人均收入等）、消费观念及健康信念、家庭生活周期、家庭重大生活事件、生活方式等。收集的途径除了常见的首诊询问病人之外，还有全科医生独特的方式，即社区全科医生与患者及家庭成员有着良好的医患关系和长期的照顾关系，对以上资料的收集更为准确、丰富、真实、可靠。这些资料，可以病历、表格、家系图等多种方式记录下来，可供社区卫生服务团队中的其他成员共享。

二、家系图

家系图（genogram family tree）是全科医生用来总结与家庭有关信息的示意图，可用来描述家庭结构、医疗史、家庭成员疾病间有无遗传的联系、家庭关系及家庭重要事件等，可使医生或其他使用者迅速掌握家庭的大量有关信息。家系图包括家庭的遗传背景及其对家庭成员的影响，还包括医疗、社会问题及其之间的相互作用，不仅反映出家庭内有遗传学意义的疾病，还可以描述遗传性不明确但在家庭内高发的问题。这些问题可能不是单纯遗传性的，而是与某些社会、环境因素或家庭特点、生活习惯有关，这些因素能使未来的家庭成员容易罹患该问题。家系图还可以表示在某个家庭内常见而病因不明的疾病，能展示它在家庭内连续几代发生的趋势，并能提示后代是否会染上该病。因此，标出家庭内癌症、哮喘、脑管病等的发病情况可提示有关家庭成员预防保健的重点。

家系图通常比较稳定，变化不会太大，比家庭圈更能说明问题，可作为家庭档案的基本资料存于病历中。标准的家系图有3代或3代以上的家人，包括夫妇双方的所有家庭成员，具体画法可按照以下原则：①一般包含至少三代人。②从患者这一代开始分别向上下展开，也可以从最年轻的一代开始向上追溯。③夫妻之间男左女右。④同代人中年龄大的排在左边，年龄小的排在右边，并在每个人的符号旁边注明年龄、出生或死亡日期、遗传病或慢性病的治疗保健及中西医药应用情况等资料。还可以根据需要，在家系图上标明家庭成员的基本情况和家庭中重要的事件、结婚和离婚日期等。

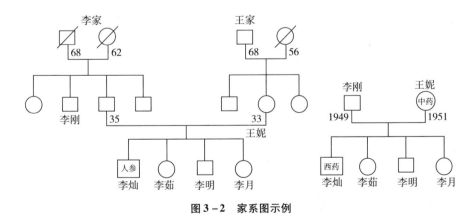

图3-2　家系图示例

家系图应包括以下内容：

①须有3代或3代以上的成员。

②所有家庭成员的姓名。

③所有家庭成员的年龄或出生日期。

④若有死亡，皆包括死亡年龄或日期及死因。

⑤家庭成员的主要疾病或问题。

⑥标出在同一处居住的成员。

⑦结婚和离婚日期。

⑧将子女由左至右按年龄大小依次列出。

⑨说明使用的所有符号的图例及表示内容。

⑩绘制家系图常用符号。

家系图一般可在 10 ~ 15 分钟内完成，其内容可不断积累和完善。

家系图绘制中经常使用的符号，详见图 3 - 3。

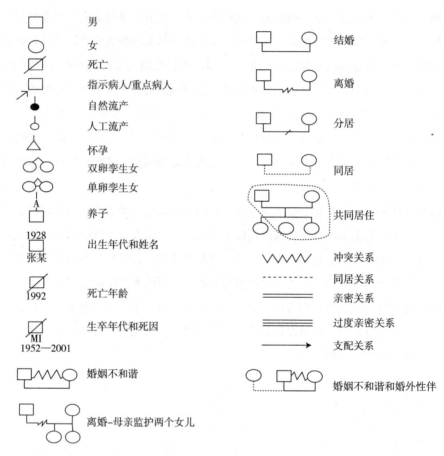

图 3 - 3   家系图常用符号

家系图的用途是可以使全科医生迅速地了解、评估家庭情况，从而改善连续性和综合性的照顾；快速识别家庭成员中危险因素（如高血压病）的家庭史等；便于识别并进行高危患者的筛查；促进家庭生活方式的改变并加强患者教育。全科医生通过家系图可熟悉家庭成员，了解家庭成员，与家庭建立和谐关系，关注家庭的健康发展。

三、家庭圈

家庭圈是指由某一家庭成员描述家庭内情感关系的方法，是一种主观评估方法，由 Thrower 等人（1982 年）设计。制作家庭圈的方法是先让病人画一个大圈，再在里边画上多个小圈，分别代表自己和他认为重要的人。圈的大小表示重要性的大小；与其他圈的距离表示之间的联系或亲密程度。患者认为的重要角色，包括朋友和宠物等，只要患者本人觉得他们也是"家庭"的一部分，也可画在其中。画图的日期很重要，因为家庭内的这些关系总是随时间而改变的。画图仅需 2~3 分钟，应让病人独自完成。家庭圈能立刻将画图者心目中的家庭关系直观地表现出来，可提供有关家庭动力学的大量信息，并为讨论家庭问题提供一个很好的机会。随后，医生可向患者提问，让其解释图的含义，更加利于医生了解患者的家庭情况。全科医生也可就每位家庭成员所画家庭圈的不同进行讨论，还可以要求每位成员将其理想中的家庭画出来。

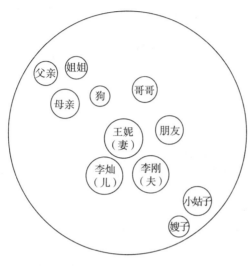

图 3-4　家庭圈示例

四、家庭功能问卷

家庭功能是否良好，是家庭评估的重要一项，家庭功能问卷（APGAR 问卷）是 1978 年由 Smitkstein 设计的评估家庭功能的工具，主要用于全科医师初次与家庭接触时，通过该问卷尽快对该家庭的情况进行较为全面的了解。包含五项指标。

（1）适应度 A（Adaptation）：是指当家庭面临危机或压力时，如何利用家庭内外资源来解决问题。

（2）合作度 P（Partnership）：是指家庭成员如何分享决定权和责任。

（3）成长度 G（Growth）：是指家庭成员经过相互支持指导而达到生理、心理、社会上的成熟以及自我实现。

（4）情感度 A（Affection）：是指家庭成员间相互关爱的关系。

（5）亲密度 R（Resolve）：是指家人彼此共享的时间、空间以及经济资源。

该表为封闭式的问题，共 5 题，测量个人对家庭功能的整体满意度（表 3-3）。由家庭成员就各个问题的满意程度按经常、有时、偶尔进行填写，相应计为 2 分、1 分和 0 分。5 题总分在 7~10 分表示该家庭功能无障碍，4~6 分说明家庭功能中度不良，0~3 分则表示该家庭功能重度不良。该问卷已经使用较长时间，其信度和效度均已经被肯定。在临床应用中发现，家庭 APGAR 评分与临床研究表明 APGAR 得分与学生在校表现（Chen 等，1980 年）、高血压治疗遵医嘱性（Pian，1983 年）、对父母角色的适应力（Lobo，1983 年）呈正相关，而与抑郁症（McNabb，1983 年）、分娩与产后合并的发病率（Smilksltein 等，1983 年）呈负相关。总之，作为一个筛查性问卷，APGAR 问卷除了可以了解个人对家庭功能的满意度外，还可以用来比较家庭不同成员对家庭功能的满意度。但是它有特异性不强的缺点，而且只能用于测量自觉的满意度，在用于某些家庭时可能会出现误差。

表 3 - 3   APGAR 问卷

维 度	问 题	2 分 经常这样	1 分 有时这样	0 分 偶尔这样
适应度	1. 当我遭遇困难时，可以从家人处得到满意的帮助 补充说明_____	☐	☐	☐
合作度	2. 我很满意家人与我讨论各种事情以及分担问题压力的方式 补充说明_____	☐	☐	☐
成熟度	3. 当我希望从事新的活动或发展时，家人都能接受且给予支持 补充说明_____	☐	☐	☐
情感度	4. 我很满意家人对我表达情感的方式以及对我的情绪（如愤怒、悲伤、爱）的反应 补充说明_____	☐	☐	☐
亲密度	5. 我很满意家人与我共度时光的方式 补充说明_____ 问卷分数：_____ 家庭功能评价：	☐	☐	☐

五、家庭适应度及凝聚度评估

（一）家庭适应度及凝聚度评估量表

家庭适应度及凝聚度评估量表（FACES 量表）也是一种主观评估方法，由 Olson 等人于 1979 年提出，经过两次修改，用来测定家庭的适应度（adaptability）和凝聚度（cohesion）。

1. 凝聚度

反映家庭成员之间的亲密及自主性。家庭的凝聚力是家庭的推动力，凝聚度异常往往是家庭功能不良的原因。异常的凝聚度家庭有缠结型（enmeshed）、联结型（connected）、分离型（separeted）和破碎型（disengaged）。

2. 适应度

即成员的适应力及家庭对生活压力事件的反应能力，反映了家庭对压力事件的调适能力。根据适应度家庭可分为混乱型（chaotic）、灵活型（flexible）、结构型（structured）和僵硬型（rigid）。

FACES 量表分为三种，分别用于成人家庭、有青少年的家庭和年轻夫妇双人家庭。每种问卷都由 30 个问题组成，表的右侧有与各个答案相对应的分数。评价的步骤为：①将各题的分数用表 3 - 5 的方法算出凝聚度和适应度的得分；②根据表 3 - 6 找出得分所对应的凝聚度和适应度的性质；③判断出所评估家庭的适应度及凝聚度。

表 3 - 4　FACES 成人问卷

	从不 1	很少 2	有时 3	经常 4	总是 5
1. 遇到困难时，家人能互相帮助	1. ☐	☐	☐	☐	☐
2. 家庭内，每个人能自由发表意见	2. ☐	☐	☐	☐	☐
3. 同外人讨论问题比同家人容易	3. ☐	☐	☐	☐	☐
4. 做出重大的家庭事件决定时，每个家庭成员都能参与	4. ☐	☐	☐	☐	☐
5. 家庭成员能融洽地相聚在一起	5. ☐	☐	☐	☐	☐
6. 给孩子定规矩时，孩子也有发言权	6. ☐	☐	☐	☐	☐
7. 家人能一起做事	7. ☐	☐	☐	☐	☐
8. 家人能一起讨论问题，并对做出的决定感到满意	8. ☐	☐	☐	☐	☐
9. 在家庭里，每个人都能各行其是	9. ☐	☐	☐	☐	☐
10. 家务活由各家庭成员轮流承担	10. ☐	☐	☐	☐	☐
11. 家庭成员互相了解各自的好友	11. ☐	☐	☐	☐	☐
12. 不清楚家里有哪些家规	12. ☐	☐	☐	☐	☐
13. 家庭成员在做决定时也同其他家人商量	13. ☐	☐	☐	☐	☐
14. 家庭成员能畅所欲言	14. ☐	☐	☐	☐	☐
15. 我们不太容易像一家人那样共同做事	15. ☐	☐	☐	☐	☐
16. 解决问题时，孩子的建议也予以考虑	16. ☐	☐	☐	☐	☐
17. 家人觉得相互很亲密	17. ☐	☐	☐	☐	☐
18. 家规很公正	18. ☐	☐	☐	☐	☐
19. 家庭成员觉得同外人比同家人更亲密	19. ☐	☐	☐	☐	☐
20. 解决问题时，家庭成员愿意尝试新途径	20. ☐	☐	☐	☐	☐
21. 各家庭成员都尊重全家共同做出的决定	21. ☐	☐	☐	☐	☐
22. 在家庭里，家人一同分担责任	22. ☐	☐	☐	☐	☐
23. 家人愿意共同度过业余时间	23. ☐	☐	☐	☐	☐
24. 要改变某项家规极其困难	24. ☐	☐	☐	☐	☐
25. 在家里，各家庭成员之间互相回避	25. ☐	☐	☐	☐	☐
26. 出现问题时，我们彼此让步	26. ☐	☐	☐	☐	☐
27. 我们认同各自的朋友	27. ☐	☐	☐	☐	☐
28. 家庭成员害怕说出心里的想法	28. ☐	☐	☐	☐	☐
29. 做事时，家人喜欢结对而不是形成一个家庭群体	29. ☐	☐	☐	☐	☐
30. 家庭成员有共同的兴趣和爱好	30. ☐	☐	☐	☐	☐

表 3 - 5　计算凝聚度和适应度的方法

凝聚度	调适度
① 第 3、9、15、19、25、29 题得分之和	① 第 24、28 题得分之和
② 用 36 减去步骤①的结果	② 用 12 减去步骤①的结果
③ 其余所有奇数题及第 30 题得分之和	③ 其余偶数题得分之和（除外第 30 题）
④ 步骤②和③的结果之和	④ 步骤②和③的结果之和

NOTE

表 3 - 6   凝聚度和适应度得分的转换

凝聚度	0 ~ 50 分	51 ~ 59 分	60 ~ 70 分	71 ~ 80 分
	破碎	分离	联结	缠结
调适度	0 ~ 39 分	40 ~ 45 分	46 ~ 54 分	55 ~ 70 分
	僵硬	有序	灵活	混乱

(二) Circumplex 模型

评估家庭的适应度和凝聚度也可以使用 Circumplex 模型（图 3 - 5），判断所评估的家庭属于 16 种家庭类型中的哪一种。在 Circumplex 模型分出的 16 类家庭中，中心的 4 类为凝聚度、适应度均达到平衡的家庭，是功能正常的家庭；最外围的 4 类为功能障碍最严重的家庭。

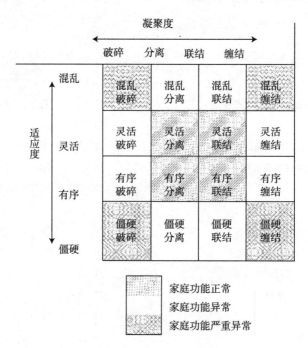

图 3 - 5   Circumplex 模型

第四章　以社区为基础的卫生服务

第一节　社区卫生服务概述

一、社区的定义

（一）社区的定义及特征

社区（community）是指集中在某一固定地域内的个人或家庭间由某种关系相互连结所形成的社会网络，是固定的地理区域范围内的社会成员以居住环境为主体，行使一定的社会功能、形成一定的社会规范的行政区域。

1. 社区概念的形成

社区首先是一个社会学概念。这一概念最早由德国社会学家 F. Tonnies 在 1887 年出版的《社区和社会》中提出，认为社区是指"由具有共同的习俗和价值观念的同质人口组成的关系密切的社会团体或共同体"。这里强调的是其共同体、团体或公社的内涵。1955 年美国学者 G. A. Hilerie 对当时的 94 个关于社区的定义进行了比较，发现其中 69 个有关定义的表述都包含有地域、共同的纽带以及社会交往三方面的含义，因此，认为这三方面是构成社区必不可少的共同要素。

世界卫生组织于 1974 年集合社区卫生护理界专家的建议，共同界定适用于社区卫生服务的社区定义："社区是指一固定地理区域范围内的社会团体，其成员有着共同的兴趣，彼此认识且互相来往，行使社会功能，创造社会规范，形成特有的价值体系和社会福利事业。每个成员均经由家庭、近邻、社区而融入更大的社区。"

中文的社区概念由我国著名的社会学家费孝通于 1933 年从英文"Community"翻译而来："社区是若干社会群体（家庭、氏族）或社会组织（机关、团体）聚集在某一地域里形成的一个生活上相互关联的大集体。"

社区的概念包含地理要素（区域）、经济要素（经济生活）、社会要素（社会交往）以及社会心理要素（共同纽带中的意识认同和相同价值观念）这几个方面，即社区是生活在同一地理区域内的具有共同意识和共同利益的社会群体。

20 世纪 90 年代，我国卫生部提出将社区分为三个类型：以街道为基本单位的城市社区、以乡镇为基本单位的农村社区和以城乡结合的小城镇为基本单位的城镇社区。随着时代的发展和社会观念的转变，社区的内涵也在发生变化。2000 年 11 月 3 日中共中央办公厅国务院办公厅转发的《民政部关于在全国推进社区建设的意见》中将社区定义为聚居在一定地域范围内

NOTE

的人们所组成的社会生活共同体，即是通过社区体制改革后做了规范调整的居民委员会辖区。

也有学者将社区分为生活类型社区和功能类型社区，前者以居民居住的区域划分，而后者则按社会功能划分，如以社会团体、企业等来划分。近来随着互联网的发展，又出现了各种形式的虚拟社区。

2. 社区的基本特征

构成社区的基本要素主要有人口、地域和相应的管理制度、政策、机构。

（1）社区首先是由人群构成的。不管何种类型的社区，均由一定数量的人群构成。其规模不等，可以是一个自然形成的村落或城市里的某条街道，大至整个县或市等，也可以是某一个工业集团、企业或团体等。但通常社区还是指与个人生活关系最密切的、有直接关系的较小型的社区，如农村的村或乡、城市的住宅小区或街道等。其人数的多少不限，但若是社区太大、人数过多，则难以形成彼此的连结；而人数太少，也难以形成共同的利益关联以维持稳定的群体。

（2）社区具有一定的地域或地理界限。社区的大小及疆界通常是以地理的范围来界定，但并非所有的社区都具有明确的地理划分。如果界定的区域或范围不合适，则对社区信息的收集、研究以及决策、管理等都可造成一定的影响。

（3）社区居民之间的社会连结。对于生活在社区中的个人及其家庭，社区是其最密切接触的环境，是满足个人及其家庭各种需求的重要背景，因而与居民的生活有着密切的关系。社区居民的各种生活所需如衣、食、住、行、育、乐、生、老、病、死等，皆需要与他人共同完成，这使得经济、交通、娱乐、卫生、保健等各种相关服务系统在社区形成。社区居民通过不同的社会功能系统，来满足其各种生活需求，并形成一定的社区规范与秩序。因此社区连结是社区居民与社会联系的桥梁，一定的社会连结有助于统一协调社区居民的思想与行为，保持社区的稳定。

（4）社区意识的形成。社区居民通过共同的生活方式、精神信仰和利益关系产生一定的心理认同和情感归属。共同的利益需求形成对社区的依赖与认同，进而形成社区意识，促进社区内居民的情感连结，产生一定的归属感或社区情结，并表现为以本社区的名义对外与其他社区的居民进行沟通，形成一种社区自我心理防卫意识。

总而言之，社区常具备下列特征：有一定的地理区域，有一定数量的人口，居民之间有共同的意识和利益，并有着较密切的社会交往。

（二）社区的基本功能

社区内的居民或群体由于各种生活需求而面临较多共同的问题，如卫生、教育等，从而产生一定的共同需求，如生活的、心理的、医疗的等，进而产生各种联系，或存在一定的共同利益，需要相互依赖，因而需要各种社会功能系统提供相应的服务。一个成熟的社区必须具有政治、经济、文化、教育、卫生及生活服务等多方面的功能，才能满足社区成员的多种需求。

1. 管理功能

为维持社区的稳定运作，社区应设有各种层次的管理和服务机构，为社区成员提供相关服务。我国政府各部门的基层管理服务组织都是社区的管理和服务机构。在农村，基层社区管理组织是村民委员会；在城市，基层社区管理组织是居民委员会。社区管理和服务机构的重要职能是为社区成员提供社区服务，并对社区居民的各种社会生活事务进行管理。

2. 服务功能

社区通过基础性保障和福利性照顾，为社区居民提供各种社会化服务，以满足社区居民的日常生活需求。

3. 保障功能

对社区内的弱势群体提供救助和保护。

4. 教育功能

为提高社区成员的文明素质和文化修养，提供各种文化娱乐设施和服务。

5. 安全稳定功能

化解各种社会矛盾，维护社区和谐稳定，保证居民生命财产安全。

（三）社区研究的意义

无论是对于一个社区本身或对于整个社会来说，社区研究都有重要的意义。整个社会是由一个个或大或小的社区所组成的，每一个社区都是一个规模不等的具体的小社会，是整个大社会的不同程度的缩影。

因而，社区研究是研究整个社会的起点。社会的一切活动都是在一个个具体的社区里进行的，整个社会普遍存在的一些现象必然会在各个社区里有所表现。通过社区可对社会进行调查研究以探讨社会发展的普遍规律及同类社区的共同特点，或了解某一社区的地方特点，因地制宜地进行社区改革和建设。

通过社区研究可揭示社区存在的各种社会问题，例如住房、教育资源、贫困、犯罪、交通、卫生服务、老弱幼群体的帮扶等问题，并提出解决的策略，帮助社区依靠各种力量解决问题。由于一个社区所面临的问题往往是更大范围内社会问题的具体表现，因而社区问题的研究，有助于发现和解决更为广泛的社会问题。

影响社区卫生的因素主要包括社会制度和政治、经济状况，社区的种族、文化、习俗、宗教信仰等，以及社区自然环境、社区资源、社区功能、社区服务网络、社区意识、社区关系、社区的影响力等。

社区环境包括自然环境和社会环境。自然环境内存在的有害因素可以影响健康甚至引起疾病的发生，如水源、空气、食物污染等，生产环境中的职业性危害、噪音，不安全的道路设计等，均可构成对健康的威胁。

社区的生活设施也可直接影响居民的切身利益和健康，而且与某些疾病的发病率有直接或间接的关系。如社区的建筑、文化娱乐设施、卫生保健设施等，直接关系到社区居民的身心健康。社区医院、诊所等卫生机构关系到社区居民的疾病能否得到有效及时的诊治；卫生防疫站主要承担对社区居民的预防保健及卫生知识的宣传普及工作，并对传染病、流行病及职业病的预防，工业、食品业及餐饮业的卫生监督等起重要作用；妇幼保健设施，主要承担妇女、婴幼儿的保健及防疫服务等。此外，社区的政府机构、社会组织，如工会及民间团体等也是社区可利用的社会人力资源。

社区居民的健康维护不仅是医务人员的责任，也是个人及其家庭的责任，整个社区乃至整个社会都负有重大责任。只有合理利用有限的卫生资源，并动员社区内外可供利用的医疗和非医疗资源，才能最大限度地满足社区居民的健康生活需求。充分动员整个社区的力量，积极参与卫生服务，可以弥补卫生资源的不足。通过制定相关政策、制度或以行政干预推动社区群众积极参与，才能发挥医疗保健机构对社区卫生服务的最大效益。社区是解决人群健康的理想场所，而提供社区医疗服务的核心成员主要是全科医师。在全科医师的协调下，开展以社区为基础的卫生保健服务，是实现社区卫生服务目标最大化的最佳途径。

二、社区卫生服务及其管理

（一）社区卫生服务

1. 社区卫生服务的定义

社区卫生服务是保障人民健康的重要方式，它是卫生部门使用卫生资源向居民提供医疗、预防和康复的过程。社区卫生服务的功能包括预防、诊断、治疗、康复、保健和健康促进等方面。社区卫生服务是社区建设的重要组成部分，是在政府领导、社区参与、上级卫生机构指导下，以基层卫生机构为主体、全科医生为骨干，合理使用社区资源和适宜技术，以人的健康为中心、家庭为单位、社区为范围、需求为导向，以妇女、儿童、老年人、慢性病人、残疾人、低收入人群等为重点，以解决社区主要卫生问题、满足基本卫生服务需求为目标，融预防、医疗、保健、康复、健康教育、计划生育技术等为一体的，有效、经济、方便、综合、连续提供的基层卫生服务。

2. 发展社区卫生服务的意义

发展社区卫生服务的意义就是满足社区卫生服务需求。从经济能力和价值观出发，社区居民在一定时期内、一定价格条件下，愿意并且有能力购买的卫生服务量就形成了社区卫生服务需求。社区卫生服务需求受现有卫生资源的制约，即受一定时期内生产卫生服务所需基本投入的限制。因此，必须对社区卫生服务需求进行合理评估。所谓社区卫生服务是指利用各种社会调查方法和需求评估技术对社区卫生服务的各方面进行考察、分析，以发现社区卫生问题及其影响因素，并利用社区资源解决社区主要卫生问题的过程。通过社区卫生服务需求的调查制订出相应的社区卫生服务计划，即根据社区健康问题和实际情况，预测、权衡社区健康的需要和可能性，提出社区卫生服务的预期目标及实现目标的策略和方法。影响社区卫生服务需求的主要因素有人口、社会经济、文化教育、医疗卫生服务质量和措施、医疗保健制度、自然环境、行为心理、婚姻与家庭等。进行社区卫生服务需求评估的方法是：收集需求评估所需的相关资料，并运用相关技术进行分析，以发现社区人群的需要，并确定需要优先满足的需要。

现阶段在我国发展社区卫生服务具有特殊意义：

（1）为社区居民提供基本卫生服务，满足人民群众日益增长的卫生服务需求，是提高人民健康水平的重要保障。社区卫生服务覆盖广泛、方便群众，能使广大群众获得基本卫生服务，也有利于满足群众日益增长的多样化卫生服务需求。社区卫生服务强调预防为主、防治结合，有利于将预防保健落实到社区、家庭和个人，提高人群健康水平。

（2）社区卫生服务是深化卫生改革，建立与社会主义市场经济体制相适应的城市卫生服务体系的重要基础。社区卫生服务可以将广大居民的多数基本健康问题解决在基层。积极发展社区卫生服务，有利于调整城市卫生服务体系的结构、功能、布局，提高效率，降低成本，形成以社区卫生服务机构为基础，大中型医院为医疗中心，预防、保健、健康教育等机构为预防保健中心的，适应国情的城市卫生服务体系新格局。

（3）社区卫生服务是建立城镇职工基本医疗保险制度的迫切要求。社区卫生服务可以为参保职工就近诊治一般常见病、多发病、慢性病，帮助参保职工合理利用大医院服务，并通过健康教育、预防保健，增进职工健康，减少发病，既保证基本医疗，又降低成本，符合"低水平、广覆盖"原则，对职工基本医疗保险制度的长久稳定运行，起着重要的支撑作用。

（4）社区卫生服务是加强社会主义精神文明建设，维护社会稳定的重要途径。社区卫生服务通过多种形式的服务为群众排忧解难，使社区卫生人员与广大居民建立起新型医患关系，有利于加强社会主义精神文明建设。积极开展社区卫生服务是为人民办好事、办实事的德政民心工程，充分体现全心全意为人民服务的宗旨，有利于维护社会稳定，促进国家长治久安。

3. 开展社区卫生服务的基本原则

社区卫生服务建设的目标是建成较为完善的社区卫生服务体系并成为卫生服务体系的重要组成部分，使城市居民能够获得与经济社会发展水平相适应的卫生服务，提高人民的健康水平。为推进社区卫生服务的发展必须注重建立健全社区卫生服务网络；发挥社区卫生服务在医疗保障中的作用；建立分级医疗和双向转诊制度。为实现发展社区卫生服务的总体目标，须坚持以下基本原则。

（1）坚持社区卫生服务的公益性原则，注重卫生服务的公平、效益的可及性。

（2）坚持政府主导，鼓励社会参与，多渠道发展社区卫生服务。

（3）坚持实行区域卫生规划，立足于调整现有卫生资源、辅以改扩建和新建，健全社区卫生服务网络。

（4）坚持公共卫生和基本医疗并重，中西医并重，防治结合。

（5）坚持以地方为主，因地制宜，探索创新，积极推进。

4. 社区卫生服务的基本工作

现阶段我国开展社区卫生服务的基本工作主要包括以下内容。

（1）开展社区卫生状况调查，协助社区管理部门实施健康促进。

（2）开展免疫接种、传染病的预防与控制。

（3）开展一般常见病、多发病的诊疗以及诊断明确的慢性病的规范化管理。

（4）提供院外急救服务。

（5）提供家庭出诊、家庭护理、家庭病床等家庭卫生保健服务。

（6）提供双向转诊服务。

（7）提供妇女、儿童、老年人、慢性病人、残疾人等重点人群的保健服务。

（8）提供康复服务。

（9）开展健康教育与心理卫生咨询工作。

（10）提供计划生育咨询、宣传服务。

（11）提供个人与家庭的连续性健康管理服务。

（12）在社区建设中，协助社区管理部门不断拓展社区服务，繁荣社区文化，美化社区环境，共同营造健康向上、文明和谐的社区氛围。

（13）根据社区卫生服务功能和社区居民需求，提供其他适宜的基层卫生服务。

（二）社区卫生服务管理

社区卫生服务管理（community health service management）是综合运用管理学理论、方法和技术，对开展社区卫生服务的人力、财力、物力、时间、信息等资源进行科学管理的过程。其目的是通过有效的计划、组织、领导和控制等职能活动，充分运用社区卫生服务资源，使其发挥最大效率，取得最佳效果，实现社区卫生服务的目标。

1. 社区卫生服务管理的对象

社区卫生服务管理的对象（或称要素）主要包括社区卫生服务的人力、财力、物力、时间和信息等卫生资源。

（1）人力：人是管理的第一要素，因为系统的一切活动都要靠人来完成，其数量与质量是管理工作的根本保证。社区卫生服务的人力是指从事社区卫生服务活动的劳动者，包括卫生管理人员和医、护、技、药等卫生技术人员。人力管理又称为人力资源管理，主要包括人力的开发、配置、使用、培养、考核与评价等。

（2）财力：财力是社区卫生服务组织在一定时期内实际掌握和支配的物资材料的价值表现。财力管理要求对资金的利用率达到最优。社区卫生服务机构虽然不以营利为目的，但也参与社会经济活动，存在资金的流动，必须对资金进行管理。其目的是提高资金的利用效果和效率。社区卫生财力管理包括：研究社区卫生服务活动的经济规律；制定有利于社区卫生服务发展的经济政策；建立有效的筹资、集资渠道；合理分配和使用卫生经费；形成较为完善的社区卫生服务经费补偿机制；进行社区卫生服务成本核算，强化经营管理，以取得良好效果。

（3）物力：指医疗卫生设施、设备、材料、仪器、药品、能源和自然资料等，是社区卫生服务发展的物质基础。物资管理就是对社区卫生服务过程中所需各种物资材料，进行计划采购、保管、供应、分配和使用全过程的科学管理。社区卫生服务机构的设施、装备应与其服务功能相匹配，以满足其提供公共卫生和基本医疗等综合性服务的需要。

（4）信息：是指数据、消息、情报、指令、代码以及含有一定内容的信号等，也是一种重要的资源。信息管理贯穿着整个社区卫生服务的管理过程，是社区卫生服务现代化管理的基础。包括收集、处理、利用、开发信息资源，以及管理信息系统的建立等。社区卫生服务信息管理是社区诊断的基础，也是预测与决策的基础。

2. 社区卫生服务的质量管理

质量是指产品和服务的优劣程度，是其满足规定和顾客潜在需要的特征总和。质量管理是指在质量方面指挥和控制组织的协调活动。质量管理的职责由最高管理者承担，也要求组织的全体人员承担义务并参与。

医疗质量的狭义主要是指医疗服务的及时性、有效性和安全性，又称诊疗质量；其广义则不仅包含诊疗质量的内容，还强调病人的满意度、医疗工作的效率、医疗技术的经济效果（投入－产出关系），以及医疗的连续性和系统性，也称医疗机构服务质量。

社区卫生服务质量是指社区卫生服务机构向社区居民提供的医疗服务效果的优劣。社区卫生服务机构质量管理（quality management of community health service institutions）是在社区卫生服务系统中全面实行质量管理，是按照社区卫生服务质量形成的规律，应用各种科学的方法，以保证和提高医疗服务质量达到预定目标的管理。

社区卫生服务质量管理包括对实现服务质量全过程的管理，对参与质量活动的全体人员的管理，以及对业务、技术、服务、行政等全部卫生服务工作与活动的管理，具体体现在以下方面。

（1）疾病诊断和治疗的质量管理：一般包括：①诊断是否正确、迅速、全面；治疗是否有效、及时、彻底；②是否存在医护措施不当而给病人带来不必要的痛苦、损害等。这就要求医护实施的诊疗过程必须按照临床诊疗标准来进行，并在治疗过程的有关环节设立监控点，如病历监控、检查监控、处方监控，并按相关指标来衡量诊疗的过程和效果。

（2）双向转诊的质量管理：双向转诊是社区卫生服务的重要环节，也是提高社区卫生服务质量与效率的重要措施。其管理一是要根据病情严重程度建立严格的双向转诊标准，把常见病、病情轻的病人限定在社区卫生服务解决的范围，同时把符合转诊条件的病人及时、有针对性地转到上级医疗机构；二是要在社区卫生服务机构建立转诊转院的管理制度，包括如何进行转诊，病人资料如何转送到上级医疗机构，明确全科医生在转诊过程中的职责，规范双向转诊的程序和要求，制订连续性服务得到保证的措施，以使病人及时得到合理治疗；三是要求社区卫生服务机构与上级医疗机构之间签订双向转诊协议，确保上级医疗机构把适合社区治疗和康复的病人转向社区。

（3）家庭病床的质量管理：家庭病床是社区卫生服务的重要形式，主要针对那些需要长期医疗照顾又适合在社区治疗和康复的病人，在病人的居住场所设立类似于医院病床的服务方式。对家庭病床的管理，必须制订设立家庭病床的标准，凡是符合标准的病人才考虑设立家庭病床；同时规范全科医生的家庭病床服务职责，明确全科医生在家庭病床中应起的作用；建立家庭病床随访制度和病历档案书写标准；社区卫生服务机构还需建立家庭病床服务的程序，完善服务质量的检测制度和服务效果的考核制度，并建立落实制度的保证措施。

（4）健康档案的质量管理：社区居民健康档案的质量管理，一是要考虑档案的覆盖人群范围和家庭范围，重点考虑高医疗需要人群和家庭的健康档案的建立，如孕妇、儿童、老年人、慢性病人的建档；二是要规范健康档案的内容和记录方式，其内容应针对不同疾病和人群的特点，而记录方式既要便于填写又要满足统计学和信息管理的要求；三是要建立健康档案的管理和利用制度，如是否及时建立和更新、档案的分类存档、建立档案的信息管理制度，以及如何充分利用档案等；四是要对健康档案的质量进行定期的考核和完善。

3. 社区卫生服务的组织管理

要通过社区卫生服务机构内部管理和社区卫生服务的民主管理来达到并实现高效率完成社区基本公共卫生服务和社区基本医疗服务的目标，就必须对社区卫生服务机构进行适当的设置和权力划分。要使社区卫生服务机构的工作目标得以实现，就要选择最佳的组织结构，组成合理完善的运行系统——由一系列管理机制、制度和规范相互联系、相互作用、共同构成的完整的管理体系。

三、社区导向的基层保健

社区导向的基层保健（community - oriented primary care，COPC）开始于 20 世纪 50 年代，主要在南非、以色列、印度等国家进行，至 20 世纪 80 年代，COPC 逐渐发展成为一种比较理想的基层医疗模式。

社区导向的基层保健是指在基层医疗中，重视社区、环境、行为等因素与个人健康的关系，把服务的范围由狭小的临床医疗扩大到从流行病学和社区的观点上来提供服务。将以个人为单位、治疗为目的的基层医疗与以社区为单位、重视预防保健的社区医疗进行有机的结合。COPC 的基本特征有：①将社区医学的理论和方法与临床技术相结合；②所发展的项目为社区全体居民的健康负责；③确定社区健康问题以及影响因素；④社区参与；⑤保证医疗保健服务的可及性和连续性；⑥同时关心主动求医者和未求医者。

（一）COPC 的基本要素

COPC 模式一般包含着三个基本要素：一个基层医疗单位、一个特定人群和一个确定及解决社区主要健康问题的实施过程。

（二）实施 COPC 的基本步骤

COPC 在实施的过程中有其基本的步骤，以保证实施的效果。

（1）确定社区的范围和社区人群。

（2）确定一个主要负责的基层医疗单位，如乡镇卫生院或社区卫生服务中心。

（3）使用流行病学、卫生统计学、人口统计学等的方法评价社区的人口学特征、健康状况、卫生服务状况以及可利用的资源，确定主要的社区健康问题。

（4）通过分析和讨论，根据健康问题的严重性和意义确定主要拟解决问题的排序，然后考察可动用的社区资源、社区关心的程度以及居民的意愿，最后决定解决问题的优先顺序。

（5）建立重要的社区保健项目，组织和利用社区资源，实施社区保健计划。

（6）评价计划实施的进度和成效，及时修订计划，为下一个 COPC 项目做好准备。

（三）COPC 与全科医疗的关系

COPC 是基层医疗实践与流行病学、社区医学的有机结合，形成了立足于社区、以预防为导向、为全体居民提供服务的新型基层医疗模式，其重心是社区保健，对家庭在其中的作用重视不够。全科医疗则将家庭这一要素与传统的基层医疗相结合，将个人疾病的诊疗服务扩大到以家庭为单位的服务，同时，也兼顾到了社区，其重心是以家庭为单位的保健，并以社区为基础有机结合起来。全科医疗的实施使 COPC 的原则更容易贯彻到基层医疗服务中去，而 COPC 则为开展以社区为基础的健康照顾提供了服务模式。

四、社区诊断

（一）社区诊断的概念

社区诊断（community diagnosis）是指社区卫生工作者运用社会学、人类学和流行病学的研究方法，对社区公共卫生问题的各方面进行研究，发现并分析存在的公共卫生问题及其影响，并利用社区现有的卫生资源，确定解决社区主要卫生问题的决策并付诸实施的过程。

由于社区的社会构成可能极为复杂，每个社区都具有各自的特征并可能面临不同的卫生保健问题，因此可以借用临床诊断的概念，将整个社区作为一个卫生服务对象，分析其特征，评价其卫生服务需求，做出社区诊断，制定并实施相应的社区卫生服务计划。

（二）社区诊断的特点

社区诊断是医学发展的标志。传统的生物医学模式注重的是疾病的临床诊断，即以病人个体为对象，以疾病的诊疗为目的；流行病学诊断是以群体为对象，以疾病的群体防治为目的；而社区诊断则是立足于生物－心理－社会医学模式，以社区人群及其生产、生活环境为对象，以促进社区人群健康为目的的新型医学模式。

社区诊断要求社区卫生工作者利用科学的方法收集社区内居民的健康状况、社区内可利用的卫生资源，以及卫生服务的提供和利用情况等资料，对社区状况进行描述，并确定社区内须优先解决的卫生问题和居民实际需求的过程，为制订卫生服务计划提供依据；而临床诊断是医生对某一病人进行检查和实验检查后做出的判断。因此，两者在评价对象、存在的问题、收集资料、评价方法和结果处理等方面均存在差异。

（三）社区诊断的目的和意义

社区诊断是社区卫生管理机构制定卫生政策、合理配置卫生资源的重要依据。正确的社区诊断，需要社区卫生管理机构正确判断影响该社区人群健康的主要问题，了解居民对社区卫生服务的需求，了解社区可供利用的环境资源、卫生资源和服务情况，为社区综合防治方案的制订提供科学依据，并据以制订相应的卫生服务计划，为社区居民提供良好的社区卫生服务决策。进行社区诊断的主要目的如下。

1. 发现社区存在的卫生问题

通过综合应用社会医学、流行病学、卫生统计学、卫生经济学、健康教育学等相关学科的方法，收集社区居民的生命统计、健康问题，社区的家庭结构、生活周期及功能，社区居民对保健的认识、态度，卫生资源、卫生服务资源的利用等资料，集中有用的信息，分析找出影响社区居民的主要卫生问题及其影响因素。

2. 评价社区居民的卫生服务需求

通过对社区居民健康状况和现有卫生服务利用状况进行分析，充分了解社区居民的卫生服务需求、目前社区卫生服务提供及利用数量和质量，从而为医疗卫生服务的覆盖范围及卫生服务结构的调整提供依据。

3. 确定须优先解决的社区卫生服务问题

通过社区诊断可以找到现存的社区卫生问题，并对其影响范围及严重程度做出科学合理的评价，结合现阶段掌握的可利用社区资源进行分析评估，以确定需要解决的社区卫生问题的优先次序。

4. 提供制订社区卫生服务计划所需的资料信息

根据制订社区卫生服务计划的需要，对社区一般情况、存在的卫生问题、卫生服务资源的提供及利用情况等提供全面客观的资料信息。

5. 动员社区力量参与社区卫生服务计划的制订与实施

社区卫生服务工作不仅仅是卫生服务机构和卫生服务工作者的责任，更是全社会的责任。因此，必须积极争取社区有关组织和机构，尤其是政府部门和社区居民的理解与支持，全社会达成共识，参与建立健全必要的卫生服务机制，以实现"健康为人人，人人为健康"的总体健康目标。

因此，准确全面的社区卫生服务的需求评价，不仅可以了解社区居民的健康问题及其对卫生服务的需求，以此制订出有效的卫生服务计划，而且为制定卫生政策、合理配置卫生资源提供重要依据。

完成社区诊断即可制订相应的社区卫生工作目标，从卫生服务资源的分配、卫生服务的改善、卫生服务照顾的对象，及提供这些服务的时效等方面制订具体的卫生服务计划，充分利用可利用的人力、物力、财力等资源，并在计划实施后，对其效果进行评价，不断推进社区卫生工作的开展，并在实践中发现新的问题，做出新的社区诊断，并开展新的卫生服务。

NOTE

（四）社区诊断的主要内容

1. 了解社区卫生问题

了解问题及其范围与严重程度。采用流行病学的方法，通过问卷调查或与居民、医生、管理者座谈等方式，调查当地居民的健康状况，是否存在传染性疾病和慢性非传染性疾病及存在的病种，各病种的发病率、死亡率及在不同人群、不同地区、不同时间上的分布等。此外，要了解社区的环境状况，包括自然环境和人文社会环境。自然环境如安全饮用水的普及、环境污染、家庭居住环境、学习环境等；人文社会环境如经济水平、教育水平、家庭结构与功能、社区的娱乐健身条件等。

2. 确定须优先解决的社区卫生问题

一个特定的社区或人群在某一时期内往往面临众多的卫生问题，而社区卫生服务提供者受卫生资源的限制，不一定能同时解决所有的卫生问题。因此，必须根据卫生问题的普遍性、严重性和可行性原则等确定必须优先解决的问题，及时实施必要的干预措施，以达到预期目标，使有限的卫生资源最大限度地发挥作用。

3. 明确目标人群的有关特征

采用相应的流行病学和统计学方法，对目标人群社会、经济、人口等方面的特征进行详尽的描述和分析，以明确重点或高危目标人群，为干预提供必要的依据。人口学特征指标如人口数量与结构、人口的自然增长率等；人群健康状况指标如死亡率、死亡原因构成、发病率、患病率等；人群的主要危险因素如吸烟、饮酒、健康信念、求医行为等。

4. 明确社区可供利用的资源

社区卫生服务的资源不仅仅来源于卫生机构，政府、社区、其他组织乃至居民的资源均可用于社区卫生服务工作。社区内可用于解决健康问题的主要资源如下。

（1）经济资源：由社区整体的经济状况、公共设施、产业结构、交通状况等组成，这些资源的状况与分布直接影响社区卫生保健服务的提供和可利用性。

（2）机构性资源：包括医疗保健机构、社会福利机构、社会慈善机构、文化教育机构以及各种社会团体如工会、协会等。充分掌握这些机构对社区居民卫生服务的可用性和可及性，有助于社区卫生服务的可续性和协调性发展。

（3）人力资源：包括各类医务人员和卫生相关人员，如行政人员、居民委员会人员、宗教人员等，均可以成为社区卫生服务的有用资源。

（4）社区动员潜力：是指社区内可动员来为医疗卫生保健服务的所有人、财、物、信息、技术等资源，包括居民的社区意识、社区组织的活动、社区居民对卫生事业的关心程度、社区人口的素质和经济能力等。

（5）社会相关组织和机构的支持：社区卫生服务工作不仅仅是卫生服务机构和从事卫生服务工作者的事，它应是全社会的责任。因此，必须积极争取社区有关组织和机构，尤其是政府部门和社区居民的理解与支持，达成全社会的共识，并建立健全必要的卫生服务机制，以实现"健康为人人，人人为健康"的总体健康目标。

（五）社区诊断的方法

社区诊断常需综合运用人口统计方法、流行病学方法、卫生统计方法、行为测量法、社区文献资料、健康档案和医疗活动日记、社区调查和社区筛查等技术和资料。通常采用定性研究和定量研究相结合的方法。

1. 定性研究

具体可采用观察法、深入访谈法、专题小组讨论和选题小组等方法。

（1）观察法：是通过对事件或研究对象的行为进行直接观察来收集数据的方法，是收集非言语行为资料的主要方法。

（2）深入访谈法：也称非正式访谈或记者采访法，是调查员首先拟定好访问提纲，通过与研究对象的深入交谈了解其对某些问题的想法、感觉与行为的方法。

（3）专题小组讨论：是通过召集同类人员对某一研究议题进行讨论，其目的是利用小组成员相互启发、共同讨论得出的特点来发掘其行为发生的原因。讨论应在宽松的气氛中进行，并且确保参与者充分表达自己的想法。

（4）选题小组：是一种程序化的小组讨论，其目的是为了寻找问题，并把所发现的问题按其重要程度排序。

2. 定量调查

社区卫生服务需求的定量调查往往通过问卷作为收集资料的工具，向调查对象收集有关疾病、健康、医疗服务等的信息。其具体操作方式有结构式访谈、现场自填法和信访法等。

（1）结构式访谈：是指调查者根据事先设计的调查表格或问卷对调查对象逐一进行询问来收集资料的过程。其基本特征是有详细的调查表和进行面对面的访问。

（2）自填问卷法：调查对象按照研究者设计的问卷和填写要求，根据个人的实际情况或想法，对问卷中提出的问题逐一回答，并亲自将答案填写在问卷上。

（3）信访法：是指研究者将设计完毕的问卷邮寄给调查对象，调查对象按照要求填写完毕后再寄回给研究者的资料收集方法。

（4）现场自填问卷法：研究者把问卷直接发送给调查对象，并一直待在填表现场，直到调查对象填写完毕把问卷收回为止。

（六）社区诊断的主要步骤

1. 确定社区诊断的目标

（1）诊断社区的卫生需求或需要：发现社区的主要卫生问题，确定社区的需要和需求的优先顺序。也可以是较特异的目标，如促进新生儿的健康质量或预防治疗高血压。

（2）界定目标社区或社区内的某类人群：目标社区可以由地理地域或特异人群来界定。在城市社区，尽管由于人口的变动和变异较大，病人可能来自社区外的地区，造成社区界定的困难，但确定目标社区的界限对资料的收集和分析以及制订社区卫生计划都是很必要的。

2. 收集目标社区的资料

（1）社区人口学特征：社区的总人口数、年龄构成、性别比例、民族构成、人口密度、职业构成、城乡人口分布、教育构成、出生率、结婚率、生育率、节育率、死亡率、人口增长率、平均寿命及人口老龄化状况等。

（2）社区自然环境状况：社区的位置、范围、地貌、气候、生活水源、大气质量、公共设施、交通状况、家庭居住环境及工作学习环境等。

（3）社区人文环境状况：社区教育水平、习俗、宗教、信仰、生活习惯、消费观念等。

（4）社区社会环境状况：社区管理机构、模式、家庭机构和功能、人口的稳定度、社区休闲环境及社区内各项计划的执行情况等。

（5）社区经济资源：整个社区的经济产业结构、经济水平、消费水平、消费意识、发展潜力等直接影响卫生保健服务的提供和利用。

（6）社区机构资源：医疗卫生保健机构如公私立诊所、卫生院、医院、红十字站、疗养院等；社会福利机构如基金会、社区慈善机构、文化教育机构等；社区团体如协会、工会、宗教团体等。

（7）社区人力资源：各类医务人员，卫生相关人员如行政人员、教师、宗教团体成员、居民委员会成员等。

（8）社区动员潜力：居民的社区意识、社区权力机构及运用、社区组织的活动、社区民众对卫生事业的关心程度及社区人口素质与经济能力等。

（9）社区健康状况：健康问题的分布及严重程度如发病率、患病率、就诊率、疾病谱、死因谱、病残率、社区高危人群；健康危险因素如吸烟、酗酒、吸毒、不良饮食习惯、无定期健康检查等；社区居民的健康信念、求医行为等。

3. 进行社区调查

根据社区居民的卫生需求，进行科学的调查设计，制订调查计划，明确调查目的、调查对象、调查方法及开展调查的步骤，科学分析收集的资料，确保以较少的人力、物力取得较好的效果。运用流行病学知识和现场调查技术，采取普查或筛检的方法对社区进行调查，可获得针对性强、准确性高的资料。

4. 提出初步的卫生服务需求

将所收集的资料进行整理和分析，针对不同人群的卫生需求，通过多种途径与方式，展示初步的研究结果。引起人们对该问题的关注，以期进一步拓宽所提出问题的范围和加深对该问题的认识。

5. 决定优先解决的卫生问题

特定的社区或人群，在某一时期所面临的卫生问题往往是众多的，确定须解决的卫生问题的优先次序须根据以下基本原则。

（1）普遍性：优先要解决的卫生问题应在社区人群中普遍存在，而不仅仅局限于某一区域或某一人群。通常以某种卫生问题的发生频率来表示，如某种病的发病率和患病率。

（2）严重性：该卫生问题对社区内居民的健康状况影响很大，造成的后果较为严重。如慢性病导致生活自理能力丧失、生活质量下降、家庭负担过重，传染病导致终身残疾等。

（3）紧迫性：该卫生问题已经引起了政府的强烈关注，国家出台了相应的政策，要求必须在近期内解决。如对儿童进行脊髓灰质炎的强化免疫。

（4）可干预性：该卫生问题能够通过某些特定的措施或活动加以解决或改善。如通过宣传教育和定期为居民测量血压，可以改变社区居民的不良生活习惯和治疗高血压病人，以达到控制血压和减少心脑血管疾病发生的目的。

（5）效益性：在相同的资源条件下，解决该卫生问题所取得的社会效益与经济效益均最佳，也就是有较高的成本效益。如给新生儿接种乙肝疫苗可以预防乙型肝炎的发生，降低乙型肝炎的发病率，公认这一干预措施具有较高的成本效益。

6. 考虑干预的可行性

一旦确定社区卫生问题的优先顺序，应制订解决该问题的计划，如干预的地点、时间、经费、效果、可利用的资源等。

7. 形成诊断报告

诊断报告的编写一般包括以下内容。

（1）进行社区诊断的背景资料：如社区一般情况简介，提出开展社区卫生诊断的目的，开展本次社区卫生诊断的意义。

（2）社区诊断的内容：主要的社区卫生问题是什么，该问题的影响范围或涉及人群的大小；该问题的严重程度，引起问题的主要原因、次要原因；哪些是可变原因，哪些是不可变的原因；该问题对其他问题的影响，与社区优先领域或关心问题的联系等。

（3）社区卫生问题的解决措施：社区卫生服务的提供和利用情况；社会动员解决该问题的可能性；评价方法等。

（七）社区干预

1. 提供咨询支持

社区咨询是建立在社区诊断基础上，针对社区居民的卫生服务需求、社区健康状况，面向社区管理者、公共卫生管理机构提供的卫生咨询服务。通过社区全科医生接触个别病例，及时地预测或掌握有关疾病在社区中的流行趋势和规律，可采取迅速有效的预防措施，控制各种疾病在社区中的流行，从社区预防的角度维护个人及家庭的健康。社区是个人及家庭日常生活、社会活动和维护自身健康的主要场所和重要资源，社区健康是个人及其家庭健康的基础。因此，提供以社区为范围的医疗保健服务是全科医师的基本职责。社区全科医师通过其领导的社区卫生服务团队，根据社区诊断所确认的社区主要健康问题和不同人群健康特征，制订并实施社区卫生服务项目，持续评估项目的实施效果，进一步改善后续的社区健康计划，从而达到提高社区居民健康水平的目的，并形成社区卫生事业可持续发展的良性循环。

咨询是通过人际交往完成的一种帮助过程、教育过程和增长过程。此过程并不是代替人们做出决定，而是帮助人们做出决定。全科医师通过与病人的交往，建立一种互相信任、平等相处的人际关系，以朋友、帮助者、教育者的身份，运用交往技巧和相关知识，帮助人们认识问题，做出正确的决定，最终有效地解决健康问题。

2. 加强健康教育

全科医师应该充分利用社区卫生服务网络、社区健康维护资源以及社区的人力、技术、设备、经济等卫生资源，适当利用社区内外的社区结构、学校、社团等非医疗资源，积极发挥团队合作，有效地在社区开展健康教育。健康教育内容可涉及社区常见健康问题的防治方法、康复手段、社区用药原则等。

3. 会诊转诊管理

全科医师在处理健康问题时，既是治疗者，又是协调者，要学会合理利用各种医疗资源，如医院的专科医生、社区护士、保健人员、社会工作者、营养师，以及社会有关机构和组织等。根据不同的会诊、转诊目的，决定相应的转诊专科；并根据自己掌握的经验和资料，选择学识、技术、个性、合作程度等适合的专科医生；书写转诊记录，并尽可能充分地与接诊医生交流病人情况，包括其生理、心理和社会因素各个方面，必要时向接诊医生追踪了解处理情况，为病人提供连续性、整体性的健康照顾。

第二节　社区中医药卫生服务

中医药作为我国的传统医药，以其系统的理论、丰富的内涵、行之有效的治疗手段，维护华夏子孙数千年的健康与繁衍。在当代的社区卫生工作中，中医药理当承担起重要的责任。

一、社区中医药卫生服务的意义

（一）探索与实践中国特色的卫生发展道路

加快公共卫生体系、医疗服务体系、医疗保障体系和基本药物制度建设，是深化医药卫生体制改革的核心内容，其根本目的就是要在我国建立起比较完善的基本医疗卫生制度，实现人人享有基本医疗卫生服务的目标，这是我国社区卫生服务发展的新要求。中医药是我国独具特色和优势的卫生资源，加快发展社区中医药服务，能够促进中医药事业的全面协调和健康发展，能使中医药更好地为实现国家战略目标和任务而服务。

（二）满足群众变化与增长的医疗卫生服务需求

随着我国医药卫生体制改革的深化，将有越来越多的群众选择在社区寻求医疗保健服务。中医药在社区有着深厚的群众基础，有关调查结果显示，82%的社区居民对中医药诊疗效果表示认可，86%的社区居民在生病后会选择接受中医药治疗，一些老年人和慢性病患者对社区中医药服务已经形成了固定需求。可见中医药服务已成为社区卫生服务的重要组成部分，加快发展社区中医药卫生服务，逐步建立完善其服务网络，不断提高其服务能力和水平，充分发挥其在社区卫生服务各领域的优势和特色，才能丰富社区卫生服务内涵，提高社区卫生服务机构的综合服务能力，才能更好地满足社区居民对包括中医药服务在内的医疗卫生服务的需求。

（三）发挥自身特色和优势促进中医药事业发展

中医药强调"天人合一"，重视社会环境、心理因素对健康的影响；中医药在"治未病"理念指导下开展预防保健、辨证论治，以防治常见病、多发病、慢性病、老年病及功能性疾病见长；中医诊疗技术简便，方法灵活，对诊疗仪器设备依赖相对较少；中医药服务安全有效、费用相对低廉。这些特点与社区卫生服务"综合、持续、便捷、经济"的要求十分吻合。社区是中医药存在和发展的坚实基础，发展社区中医药服务，才能使中医药在预防、医疗、保健、康复、健康教育、优生优育等方面的特色和优势得到充分的发挥和全面的体现。

二、社区中医药卫生服务的特点

（一）服务公益性

建国初期，我国医疗卫生事业的发展曾取得举世瞩目的成就，仅以世界医疗卫生支出的2%，解决了22%世界人口的卫生服务问题，被世界卫生组织和世界银行誉为医疗卫生体系中"以最少投入获得最大健康收益"的"中国模式"。改革开放以来，我国城市卫生事业有了很大发展，服务规模不断扩大，科技水平不断提高，医疗条件明显改善，疾病防治能力显著增强。但在城市卫生事业发展过程中，优质资源过分向大医院集中，社区卫生服务资源短缺、服务能力下降，不能满足群众基本卫生服务需求。因此，强化卫生服务的公益性特征是国家新医改的核心目标。社区卫生服务与大、中型医院相比，除了基本医疗服务以外，还有许多属于公共卫生服务的范畴，公益性更加突出，真正有助于减轻居民的疾病诊疗负担，切实解决"看病难、看病贵"问题，提高和保障居民健康。其中社区中医药卫生服务"简、便、廉、验"的特征，更有利于卫生服务公益性的实现。

（二）服务主动性

医院模式下的专科医疗一般是被动性服务，以全科医生为重点的社区卫生服务是主动性服务。全科医生与社区居民建立以家庭为单位的连续且固定的医患关系，更有利于获得一手的全方位的与健康问题有关的资料，更有利于医患双方的信任、合作与配合，从而使得医患双方在防治疾病和增进健康方面都有更高的积极性。

（三）方式综合性

随着社会经济的发展和生活水平的提高，人们不再是单纯地需要针对疾病和症状的诊疗服务，还期待获得预防、保健、心理、医疗安全性等相关知识。医院主要提供医疗服务，而社区卫生服务除了向居民提供基本医疗外，还包括预防、保健、康复、健康教育及计划生育技术指导等，可以有效解决居民的上述健康相关需求。中医药在宣传、教育上，具有得天独厚的文化基础、社会基础，在为社区居民提供健康咨询和养生保健方法等方面有其特有的优势。

（四）时间连续性

从以疾病为中心到以人为中心，是现代医学理念的重要转变。从对社区居民的定性调查中可以了解到，医疗服务的连续性是居民最为关注的内容。连续性照顾是初级卫生保健的核心，在社区卫生服务的众多优点中，也最为社区居民所认可。医院模式大多只能进行简单的随访，只有社区卫生服务可以确保为居民提供连续的、全程的服务。而中医药的治疗、康复、保健往往都需要长期的过程，尤其在慢病的治疗与预防中，社区卫生服务可以充分满足这一条件。

（五）对象全体性

医院只为患者提供服务，社区卫生服务对象除了患者以外，还包括亚健康人群和全体居民，其全体性不仅仅体现在以家庭为单位的全体，更体现在以社区居民为单位的全体。尤其是因不良生活行为方式导致亚健康状态的人群，社区卫生服务更有条件开展各种具有针对性的生活干预和健康教育。社区中医药卫生服务可提供有特色的、群众喜闻乐见的防治保康方法如针灸、推拿、按摩、刮痧、五禽戏、太极拳等，这些方法容易形成群众基础，可以从生理和心理上达到促进健康的目的。

（六）方便可及性

方便可及性是社区居民对医疗卫生服务的基本要求，也是医疗卫生服务机构服务水平的重要标志。可及性主要表现在地域上的接近、使用上的方便、关系上的亲切和价格上的公平合理等方面。与大型医院相比，社区卫生机构在这些方面显然更具有优势。同时，社区卫生服务提供基本医疗服务，药品大多是国家基本药物，技术是适宜技术，费用比医院明显低廉，这是可及性在经济层面的体现。社区中医药卫生服务对于器材依赖较小，费用较低，更容易突出方便可及的特征。

三、社区中医药卫生服务的内容

（一）社区中医药预防保健

1. 针对当地的气候条件、地理环境、风俗习惯，结合居民体质状况、生活方式、多发疾病谱等，制订适合本地区实际情况的中医预防与养生保健方案，为不同人群提供相应的中医养生保健服务。

2. 针对季节性疾病和传染性疾病的易感人群，开展中医药健康教育，并采取中医药干预措施。如在流感多发期，提供适宜的煎剂处方；在过敏性疾病易发期，采用中药熏鼻喷喉等方法延缓发作；在节假日前后进行脾胃调理等。

3. 针对孕产妇，运用中医药知识开展孕期、产褥期、哺乳期保健服务，如饮食起居指导、常见病食疗、康复训练指导、产后心理辅导等。

4. 通过健康教育，向妇女、儿童、中年人、老年人等社区居民宣传相应的中医药预防保健、养生调摄知识以及中医药慢性病防治和传染病防治知识，如饮食起居、健身运动、心理调适、疾病预防、调护等。

5. 开展中医"治未病"服务，应用《中医体质分类与判定标准》开展中医体质辨识，制订个体化调护方案，指导居民的起居调养、药膳食疗、情志调摄、动静养生和经络腧穴按摩保健等。

6. 开展中医药养生保健科普活动，传授养生保健和健康的生活方式，推广普及五禽戏、八段锦、太极拳等传统体育运动。

（二）社区中医药医疗和护理

1. 社区常见病的中医药诊疗

运用中医药方法与适宜技术对社区常见疾病开展连续性的诊断、治疗、护理等活动。如中药、针灸、推拿、火罐等，对内科（外感发热、哮病、泄泻、便秘等）、外科与骨科（溃疡、痔疮、肩凝症、腰腿病等）、妇科（痛经、绝经前后诸证等）、儿科（感冒、小儿泄泻等）均有较好的诊疗作用。

2. 慢性病中医药防治

针对眩晕（高血压病）、消渴（糖尿病）、中风（脑卒中）、痴呆（老年性痴呆）、骨痿（骨质疏松）、咳嗽（慢性支气管炎）、肺胀（慢性阻塞性肺病）等社区常见慢性病患者制订个性化的中医防治一体化方案，采取中医防治规范化管理，包括病因病机、诊断要点、预防和行为干预、辨证治疗、中医药适宜技术应用、中医药养生保健、家庭护理等。

3. 家庭中医药服务

家庭是提高基层中医药服务能力的新阵地，除对有特殊需求的患者提供上门服务外，还可以通过契约等形式，以家庭为单位，提供更有针对性的中医药健康教育和指导，让患者或家人掌握简易的中医适宜技术。

4. 社区中医药护理

在辨证施护的基础上，开展慢病、母婴、护理、心理咨询指导以及家庭护理等专项中医护理服务。

有条件的社区卫生服务中心，还可以根据需要设立由知名中医专家领衔的社区名中医工作室，开展中医特色服务。

（三）社区中医药康复服务

1. 制订中医康复干预方案

如在社区卫生服务机构设立中医康复室，配备必要的中医康复设备，应用针灸、推拿等技术开展康复服务；对行动不便者提供上门康复服务，包括由医生在家庭应用针灸、推拿、中药等技术和向患者及其家庭传授安全、有效、易学的中医康复手段，进行康复训练指导，并及时评估效果，调整康复方案。

2. 开展中医康复咨询指导服务

为有需求的局面提供身体、心理、精神、社会行为等方面的健康和医疗康复咨询。指导康复协调员利用社区简易康复设施或康复站内康复器械对患者进行康复训练。

3. 进行中医康复知识宣传

利用各种卫生宣传日、残疾主题日和节假日，组织中医康复专家进入社区进行义诊和宣教，为社区居民现场诊疗和讲解中医康复的各种知识，提高中医康复技术在社区的普及度。

4. 组织康复需求调查

综合利用社区资源，整合民政、残联等部门在本社区开设的康复场地和设施等相关资源，为康复对象提供中医康复服务。

（四）社区中医药健康教育

1. 社区中医药知识讲座

以中医全科医生为骨干，依托社区卫生服务团队，成立健康教育宣讲队，向社区群众普及中医药科普与文化知识。

2. 社区中医药健康咨询

全科医生团队在各责任社区进行义诊咨询，包括合理营养、各种慢性病的防治知识、家庭心理教育，以及暴饮暴食、偏食、酗酒对健康的影响等。

3. 家庭中医药健康教育

向居民传授食疗药膳、食补与药补、季节性调理和情志调摄与气功导引。

4. 社区中医药健康活动

如结合"世界结核病日""全国肿瘤防治宣传周""世界无烟日""高血压日""糖尿病日""世界艾滋病日"等各种主题日活动开展相应的中医药健康教育活动。

5. 营造中医药文化环境

在社区卫生服务机构显著位置设古代名医画像、塑像，张贴健康养生诗词、中医食疗挂图和牌匾等。

第三节 社区重点人群健康管理

健康管理是以社区为基础的卫生服务的重要内容，充分体现了全科医疗连续性服务的特点。连续性服务是针对生命周期各阶段不同的生理、心理特点，开展连续的、适宜的健康照顾。重点人群通常指在社会中处于弱势的特殊人群，因为生理、经济、社会、文化等方面的原

NOTE

因，在人生某个阶段或某一方面属于社会的弱势群体，我国社区卫生服务的重点人群是妇女、儿童、老年人、慢性病患者、残疾人等。

一、健康管理的概念

1. 健康管理定义

健康管理是对个人或人群的健康危险因素进行全面管理的过程，即通过对个体和群体的健康状况进行监测、分析、评估，提供咨询和指导，干预危险因素，调动管理对象的自觉性和主动性，实现预防控制疾病发生，提高生命质量，保护和促进健康的目的。

2. 健康管理目的

健康管理的目的是恢复健康、维护健康、促进健康，并且减少医疗费用支出。其宗旨是调动个体、群体和社会的积极性，有效利用有限的资源达到最大的效果，具有专业化、系统化、标准化和个体化的特点。

3. 健康管理对象

健康管理对象包括健康人群、亚健康/亚临床人群、慢性病高危人群、慢性病早期和康复期人群，以及特殊人群（如孕产妇）等。

4. 健康管理内容

健康管理通过综合运用医疗技术，建立一套完善、周密和个性化的服务程序，通过维护健康、促进健康等方式，帮助服务对象选择健康的生活方式，降低疾病风险状态；对出现临床症状者，通过及时合适的医疗服务，尽快恢复健康。健康管理不仅是一个概念，也是一种方法，更是一套完善、周密的服务过程。

（1）了解健康状况：收集服务对象的个人健康信息，建立健康档案。个人健康信息包括个人一般情况（性别、年龄等）、目前健康状况和疾病家族史、生活方式（膳食、体力活动、吸烟、饮酒等）、体格检查（身高、体重、脉搏、血压等）和实验室检查（血脂、血糖等）。

（2）进行健康评估：根据收集的个人健康信息，对其当前健康状况及未来患病或死亡的危险性进行健康评估，或者做出疾病诊断。

（3）处理健康问题：在健康状况和评估的基础上，以多种形式来帮助个人采取行动，纠正不良的生活方式和习惯，选择正确就医行为，控制健康危险因素或疾病发展，实现个人健康管理的目标。

（4）中医药健康服务：充分发挥中医药的特色，开展中医健康管理与服务。①养生保健，针对当地的气候条件、地理环境、风俗习惯，结合人群体质状况、生活方式、多发疾病谱等，制订适宜的中医预防与养生保健方案，为不同人群提供相应的中医养生保健服务，传授养生保健和健康生活方式，如药膳食疗和经络腧穴按摩保健方法等；②健康教育，宣传中医药预防保健、养生调摄、慢性病防治和传染病防治知识，包括饮食起居、健身运动、心理调适、疾病预防等内容；③"治未病"服务，开展中医体质辨识，对不同体质类型的人群指导个体化调护方案；④中医药干预，针对季节性易感疾病和传染性疾病的易感人群，采取中医药干预措施。

二、婴幼儿健康管理

服务对象：辖区内居住的 0～6 岁儿童。

服务时间：分别在新生儿出院后 1 周内，满 28 天后，3、6、8、12、18、24、30、36 月龄，4 岁、5 岁、6 岁时进行随访及健康管理。

1. 评估健康状况

针对新生儿需要了解其出生时情况和预防接种情况，同时观察家居环境，询问和观察喂养、睡眠、大小便、黄疸、脐部、口腔发育等情况，测量体温，记录出生时体重、身长，进行体格检查，建立《0~6 岁儿童保健手册》。

再次随访时，询问上次随访到本次随访之间的喂养、膳食、生长发育、预防接种、患病等情况，进行体格检查、生长发育和心理行为发育评估。在婴幼儿 6~8、18、30 月龄时分别进行 1 次血常规检测。在 6、12、24、36 月龄时使用听性行为观察法分别进行 1 次听力筛查。在 4、5、6 岁时分别进行血常规检测和视力筛查。

2. 进行健康指导

有针对性地对家长进行母乳喂养、护理、辅食添加、合理膳食、心理行为发育、意外伤害预防、口腔保健、中医保健、常见疾病防治等健康指导。

3. 处理健康问题

如果发现新生儿未接种卡介苗和第 1 剂乙肝疫苗，应提醒家长尽快补种。如果发现新生儿未接受新生儿疾病筛查，应告知家长到具备筛查条件的医疗保健机构补筛。对于低出生体重、早产、双多胎或有出生缺陷的新生儿，根据其实际情况增加访视次数。对于营养不良、贫血、单纯性肥胖等情况的儿童应当分析其原因，给出指导或转诊的建议。对口腔发育异常（唇腭裂、高腭弓、诞生牙）、龋齿、视力低常或听力异常的儿童，应及时转诊。

4. 服务流程

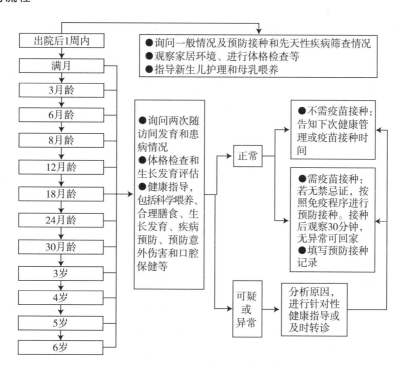

图 4-1 婴幼儿健康管理流程图

5. 中医药健康服务

婴幼儿在6个月~1岁、1~3岁、3~6岁，各进行一次中医健康指导（至少3次），主要内容有：①运用中医四诊合参方法对儿童健康状态进行辨识，以望诊为主；②提供儿童饮食调养、起居活动等指导，传授足三里、涌泉等常用穴位按揉、腹部推拿、捏脊等适宜居民自行操作的中医技术；③针对儿童在各年龄段常见的疾病或潜在危险因素提供中医干预方案或给予转诊建议。

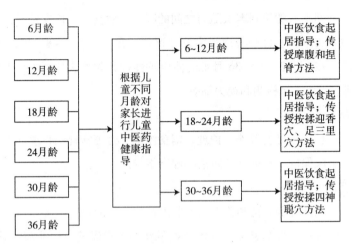

图4-2   0~36个月婴儿健康管理流程图

三、孕产妇健康管理

服务对象：辖区内居住的孕产妇。

服务时间：孕早期第12周；孕中期第16~20周、21~24周；孕晚期第28~36周、37~40周和产后3~7天。

督促孕产妇在孕28~36周、37~40周时前往有助产资质的医疗卫生机构各进行1次随访。

1. 评估健康状况

（1）孕早期：询问既往史、家族史、个人史等，观察体态、精神等，并进行一般体检、妇科检查和血常规、尿常规、血型、肝功能、肾功能、乙型肝炎检查，有条件的地区建议进行血糖、阴道分泌物、梅毒血清学试验、HIV抗体检测等实验室检查，建立《孕产妇保健手册》。

（2）孕中期：对孕妇健康和胎儿的生长发育状况进行评估，识别需要做产前诊断和需要转诊的高危重点孕妇。

（3）产后3~7天：了解产妇一般情况、乳房、子宫、恶露、会阴或腹部伤口恢复等。

2. 进行健康指导

开展孕期个人卫生、心理和营养保健指导，强调避免致畸因素和疾病对胚胎的不良影响，同时进行产前筛查、预防出生缺陷的产前筛查和产前诊断的宣传告知。指导孕晚期自我监护方法、促进自然分娩、母乳喂养以及孕期并发症、合并症防治等。进行产褥期和新生儿护理指导，包括性保健、避孕、预防生殖道感染、纯母乳喂养6个月和新生儿、婴幼儿喂养等方面。

3. 处理健康问题

对具有妊娠危险因素、可能有妊娠禁忌证、严重并发症的孕妇，以及出现异常情况的孕妇，及时转诊到上级医疗卫生机构，并在 2 周内随访转诊结果。出现危急征象和意外情况的孕妇，要立即转上级医疗卫生机构。

对母乳喂养困难、产后便秘、痔疮、会阴或腹部伤口等问题进行处理。

对有产褥感染、产后出血、子宫复旧不佳、妊娠合并症未恢复以及产后抑郁等问题的产妇，应及时转至上级医疗卫生机构进一步检查、诊断和治疗。

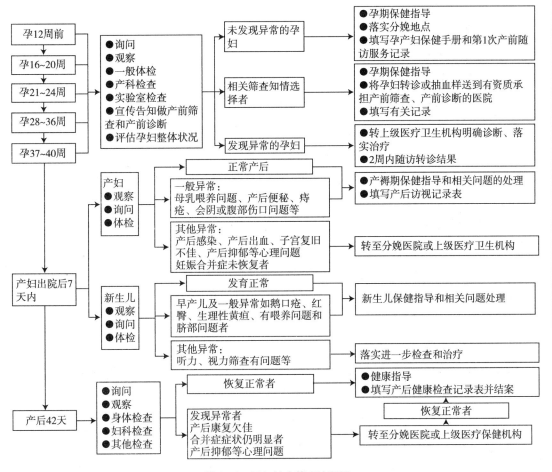

图 4 - 3　孕妇健康管理流程图

4. 中医药健康服务

运用中医药知识开展孕期、产褥期、哺乳期保健服务，如饮食起居指导、常见病食疗、康复训练指导、产后心理辅导等。

（1）孕期保健指导：普及孕期中医保健知识及分期保健要点，早期养胎气、中期助胎气、后期利生产，进行调摄情志言行、调养饮食起居、健康检查、用药指导等保健服务。

（2）孕期问题处理：针对妊娠呕吐、妊娠血虚、妊娠便秘等给予相应的中医药对症治疗，症状严重者，或出现胎动不安等情况的应及时转诊。

（3）产后饮食调养：产后宜易消化富营养的饮食，忌辛辣或肥甘厚味，免伤脾胃；适当饮用补血、祛瘀、下乳的药膳；多食流质食物，促进乳汁分泌；忌食刺激性食品，勿滥用补品。若乳汁不足，可多喝鱼汤、鸡汤、猪蹄汤等。断乳可用中药方法回乳，用炒麦芽加水煎服，每日 1 剂，连服 3 天，乳房局部湿热敷。脾胃虚弱者可服山药扁豆粳米粥；肾虚腰疼者食用猪腰子菜末粥；产后恶露不净者可服当归生姜羊肉汤或益母草红糖水、醪糟。

（4）产后康复指导：通过中医手法刺激穴位和专人指导运动训练，防治产后病。预防产后抑郁症，对产妇在产褥早期出现的以哭泣、忧郁、烦闷为主要表现的情绪障碍，进行心理疏导，加服补血养肝疏肝理气的中药。

四、老年人健康管理

服务对象：辖区内 65 岁及以上常住居民。

服务时间：每年 1 次。

1. 评估健康状况

通过问诊及老年人健康状态自评了解其基本健康状况、体育锻炼、饮食、吸烟、饮酒、慢性疾病常见症状、既往所患疾病、治疗及目前用药和生活自理能力等情况。

常规进行体温、脉搏、呼吸、血压、身高、体重、腰围、皮肤、浅表淋巴结、心脏、肺部、腹部等体格检查，并对口腔、视力、听力和运动功能等进行粗测判断。辅助检查一般进行血常规、尿常规、肝功能（血清谷草转氨酶、血清谷丙转氨酶和总胆红素）、肾功能（血清肌酐和血尿素氮）、空腹血糖、血脂和心电图检测，综合评估健康状况。

2. 开展健康指导

告知健康体检结果并进行相应健康指导；对已确诊的原发性高血压和 2 型糖尿病等患者纳入相应的慢性病患者健康管理；建议体检中发现异常的老年人定期复查；进行健康生活方式以及疫苗接种、骨质疏松预防、防跌倒措施、意外伤害预防和自救等健康指导；告知或预约下一次健康管理服务的时间。

3. 处理健康问题

对已发现的健康问题如常见病、多发病等给予相应处理，严重问题及时转诊。

4. 中医药健康服务

每年至少提供 1 次中医健康指导，半年后至少进行 1 次有中医内容的随访。

通过望、闻、问、切四诊，评估健康状况，包括神色、形体、步态、语声、气息、舌象、脉象。了解心理、饮食、起居、运动等生活方式，以及所患病证、中医治疗及目前保健方法。对所有老年居民进行日常心理调摄、饮食调养、起居调摄、运动保健等养生保健方法指导。对患有常见病证的居民进行体穴、耳穴、推拿、饮食等养生保健指导。

开展中医体质辨识，告知居民体质辨识结果并进行相应干预，对存在中医偏颇体质的居民进行有针对性的养生保健指导。对发现已确诊的高血压和糖尿病患者分别纳入高血压、糖尿病患者中医健康管理范围。

第五章　以预防为导向的卫生服务

医学的根本目的是预防疾病，促进健康。近些年来，随着疾病谱和死因谱的转变，更多的疾病呈现多病因和需要综合性、长期性医疗照顾的特点，生物－社会－心理医学模式被普遍接受，医学的重心亦由过去的治疗转向预防。另外，随着人们生活水平的提高，更多的人不仅仅关心是否患病，更关心如何维护和促进健康、提高生命质量、延长健康的生存时间。

中医全科医学的预防保健是将中医学和全科医学的预防保健思想和方法融为一体，在整体观念的指导下，全方位地认识生命和健康，以人为根本，以健康为目标，将预防放在医学研究的重要地位，充分发挥两种医学的优势和特色。中医全科医学的发展，为传统中医治未病理念与预防医学思想的结合提供了新的平台。

第一节　中医治未病

在中医学漫长的发展历程中，"治未病"的医学思想始终闪烁着光辉。治未病最早见于《内经》中"不治已病治未病"的论述，迄今已有两千多年的历史。治未病包括未病先防、既病防变、已变防渐、病愈防复等多个方面的内容，是"上工之术"。

一、治未病理论的形成和发展

在《内经》"治未病"思想的指导下，历代医家、养生家和广大劳动人民通过长期防病保健的实践，不断丰富和发展了预防疾病的内容，逐步形成了一套较为完整的治未病理论体系。

以《内经》为首，古代医家为中医学治未病理论的形成奠定了基础，从以下几个方面可以得到证明。

1. 确立以预防为主的理念

《内经》中有关不治已病治未病的论述，是该书的重要医学思想之一，《素问·四气调神大论》云："是故圣人不治已病治未病，不治已乱治未乱，此之谓也。夫病已成而后药之，乱已成而后治之，譬犹渴而穿井，斗而铸锥，不亦晚乎"。这句话提出了"治未病"的思想，阐明了"治未病"的重要性。"治未病"的理论包含两个方面，一是未病先防，一是已病防变。

2. 重视天人相应的整体观

中医学非常重视天人相应，适应四时，顺乎自然的养生保健原则。《素问》提出："人以天地之气生，四时之法成。""春三月，此谓发陈"；"夏三月，此谓蕃秀"；"秋三月，此谓容平"；"冬三月，此谓闭藏"。是说人体要靠天地之气提供的物质条件而获得生存。而人的生活起居在四时季节中必须顺应春生、夏长、秋收、冬藏的自然规律，生理活动才能保持正常。《素问》还提出了"春夏养阳，秋冬养阴"的论点，为中医的未病先防观奠定了理论基础。

NOTE

3. 倡导以健身运动防病

早在战国、秦汉之际，各种健身术就已受到人们重视，人们采用多种运动方式来健身防病。《素问·异法方宜论》有"导引按跷"，提出了动以养形的原则和方法。东汉末年华佗创编五禽戏，"年且百岁而犹有壮容"，他认为"人体欲得劳动，但不当使极耳。动摇则谷气得消，血脉流通，病不得生。譬犹户枢不朽是也。"五禽戏使健身运动发展到了一个新的阶段，至今对健康研究仍有重要价值。

4. 注重以道德修身养性

古代医家受道家思想的影响，十分重视修身养性、调摄情志，以防治身心疾病，如《素问·上古天真论》认为"恬淡虚无，真气从之，精神内守，病安从来"。

5. 重视保养先后天之精气

《素问·上古天真论》论述了人体生、长、壮、老、已，与肾精盛衰变化的密切关系，指出保养肾中精气具有防病抗衰的重要意义。《内经》也十分重视对脾胃的调养，认为脾为"后天之本"，为人体气血生化之源，气血虚，正气不足，人体抗病能力低下，就容易发生疾病，故应饮食有节、不可五味偏嗜、少食肥甘厚味等。亦认为五脏精气主要依靠脾气生化和肾气封藏，两脏不虚，功能协调，就可以使人体精、气、神充盛，以防老却病，延年益寿。由此，建立了以五脏为中心、重视保养先后天之精气的"治未病"理论。

后世医家在《内经》治未病理论的基础上多有发挥。唐代医药学家孙思邈认为"上医医未病之病，中医医欲病之病，下医医已病之病"，将疾病分为"未病""欲病""已病"三个层次，要求医生"消未起之患，治未病之疾，医之于无事之前"。在其著作《备急千金要方》和《千金翼方》中载有许多养生延年的方法和措施，很有实用价值。《丹溪心法》认为："与其救疗于有疾之后，不若摄养于无疾之先。盖疾成而后药者，徒劳而已。是故已病而不治，所以为医家之法；未病而先治，所以明摄生之理。夫如是则思患而预防之者，何患之有哉？此圣人不治已病治未病之意也。"明代医家张景岳说："祸始于微，危因于易，能预此者，谓之治未病，不能预此者，谓之治已病。知命者，其谨于微而已矣。"张景岳说的"谨于微"就是"治未病"的关键所在。清代温病学家叶天士对于治未病的既病防变研究颇深，他在《温热论》中指出"务在先安未受邪之地"，进一步阐明了治未病的另一层含义，即在疾病过程中要主动采取措施，防变于先，控制病势发展。

二、治未病理论的内容和方法

中医学在认识"未病"方面，体现了"防重于治"的思想。任何疾病的发生都是从"未病"到"已病"，从未成形到已成形。"未病"不仅是指机体处于尚未发生疾病的状态，而且包括疾病在动态变化中可能出现的趋向和未来可能表现出的状态，其内容包括：疾病轻微的隐而未现阶段，显而未成的有轻微表现阶段，成而未发的有明显表现阶段，发而未传的有典型表现阶段，传而未变的有恶化表现阶段，变而未果出现愈或坏、生或死的紧急关头阶段。因此，疾病在未病的阶段，在未成形的阶段，医者不但要善于治病，更要善于识病。

（一）治未病的内容

《素问·四气调神大论》曰："是故圣人不治已病治未病，不治已乱治未乱，此之谓也。夫病已成而后药之，乱已成而后治之，譬犹渴而穿井，斗而铸锥，不亦晚乎！"这段对治未病最为经典的论断，明确提出了"未病先防"的思想内核。《素问·阴阳应象大论》曰："圣人为无为之事，乐恬淡之能，从欲快志于虚无之守，故寿命无穷，与天地终。"提出了治未病的养生保健基本原则。《素问·八正神明论》曰："上工救其萌芽"，补充了未病先防的另一方面含义。疾病出现某些先兆，或处于萌芽状态时，应采取措施，防微杜渐，从而防止疾病的发生，即"欲病救萌"。

在中医防病治病理论体系中，"治未病"的思想实际上包含着未病先防、既病防变、瘥后防复三个基本含义。唐代医家孙思邈也指出"消未起之患，治未病之疾，医之于无事之前"，字里行间蕴含着先哲对"无事之前"的养生防病及欲病早调的科学观点。

未病先防，是指在疾病发生之前，注重保养身体，顾护正气，提高机体免疫功能，起到预防疾病的作用，正所谓"正气存内，邪不可干"。只有做好各种疾病的健康教育，普及中医药健康知识和技能，做好养生保健，才能预防疾病发生。使人不生病的医生，才是真正的好医生。

既病防变，是指在患病以后，注重及时明确诊断，及时治疗处理，同时扶正祛邪，防止疾病的传变与发展。如《金匮要略》曰："见肝之病，知肝传脾，当先实脾，四季脾旺不受邪，即勿补之。中工不晓其传，见肝之病，不解实脾，惟治肝也。"提示我们，只知道对发生病变的脏腑进行治疗，是治已病，为普通医生（中工）所为；而当一个脏腑病变发生时，能及时想到这个脏腑的病变可能会影响到其他的相关脏腑，并注意充实其他相关脏腑的经气，防止疾病的传变与发展，则是治未病，才是高明医生（上工）所为。

瘥后防复，是指在疾病痊愈之后防止复发，主要是重视精神、饮食、劳作诸方面。中医在患者病愈后常常有许多此类医嘱，如对脾胃病患者告知其饮食宜忌为宜食暖热、易消化的软食，注意按时进食或少食多餐；忌生冷刺激、辛辣及黏腻、油炸等伤胃之物，都属于瘥后防复的措施。

（二）治未病的方法

1. 顺应自然

中医学非常重视天人相应、适应四时、顺乎自然的预防保健原则。外界的自然环境、社会环境发生变化导致人体功能失调是产生疾病的重要因素。顺应自然就是通过人体内部的调节使之与外界的自然环境、社会环境的变化相适应，达到人体的健康状态。

2. 平衡阴阳

中医治未病的根本目的就在于维护阴阳平衡。阴阳平衡，是指人体的健康状态。各种疾病的发生发展，都是阴阳失去相对动态平衡的结果。因此，健康失衡的时候，要采取阴阳"以平为期"的措施和方法，使人体恢复阴阳平衡，达到健康状态。

3. 调养神明

中医学历来重视心理保健在养生"治未病"中的作用。养心守神，心情舒畅，精神愉快，有利于气血流通，阴阳和调，身体健康。反之，消极的情绪体验会降低人的活力，消磨人的精力，导致或促进疾病的发生发展。现代医学已经逐渐发现某些疾病如高血压、溃疡病及月经失调与情绪不良可能有直接的关系。《内经》曰："人有五脏化五气，以生喜怒悲忧恐"，指出精神情志的变化与健康之间关系密切，因而强调"恬淡虚无，真气从之，精神内守，病安从来？"说明神明清静内守，对保持身心的健康有着重要的意义。

4. 调畅气机

《灵枢·百病始生》指出"百病生于气"，认为疾病的发生多与人体气机紊乱有关。人体气机的升降出入，是脏腑、经络、气血功能活动的基础，气机升降出入失常，人体生理机能就会改变，就会在人体发生早期的疾病隐患，即所谓的亚健康状态。因此，调畅气机的升降出入，维持其正常功能，才能使人体达到健康的状态。

5. 调和脏腑

中医理论认为，人体是以五脏为中心，通过经络联系六腑、四肢百骸，将人体构成一个有机的整体。《素问·灵兰秘典论》说："凡此十二官者，不得相失也。故主明则下安，以此养生则寿，殁世不殆，以为天下则大昌。"从治未病理论来看，五脏中以脾肾两脏更为重要，如《医宗必读》所说："故善为医者，必责根本。而本有先天后天之辨。先天之本在肾，肾应北方之水，水为天一之源。后天之本在脾，脾为中宫之土，土为万物之母。"

6. 重视体质

中医体质学认为，体质现象是人类生命活动的一种重要表现形式，是人体在先天禀赋和后天获得的基础上形成的，与自然、社会环境相适应的，具体表现在形态结构、生理功能和心理状态方面综合的、相对稳定的个体特征。体质可表现为结构、功能、代谢以及对外界刺激反应等方面的个体差异性，对某些致病因子和疾病的易感性，以及疾病传变、转归中的某种倾向性。例如：痰湿体质与冠心病、高血压、高脂血症、糖尿病、肥胖的发生密切相关。体质具有可调性，因此，可根据体质类型建立辨体防治方案，达到预防相关疾病的目的。

7. 调理饮食

饮食是人体赖以生存的精微物质的来源，合理的饮食能补益精气，使气血充盈。长期饮食过饥过饱，或过食肥甘厚味、辛辣醇酒，或饮食有所偏嗜，都会成为致病因素，危害人体健康。所谓"饮食有节"，就是强调合理的饮食结构及饮食方式。

8. 强身健体

生命在于运动，包括适当的脑力和体力劳动、社交活动等。经常进行体育锻炼，可以促使血脉流通，气机调畅，从而增强体质，预防疾病的发生。在《内经》中提出了"和于术数"和"不妄作劳"两个原则。首先，应该适当地选择和运用锻炼身体的方法；其次，劳作不要违背常规，应考虑季节、时间、年龄、体力及有无疾病影响等诸多因素，做到量力而行并注意调节。

第二节　预防保健与健康教育

一、三级预防

（一）一级预防

又称病因预防或发病前期预防。指采取各种措施以控制或消除致病因素对健康人群的危害。是针对疾病易感期，即有致病因子存在，但疾病尚未发生时采取的预防措施，即无病防病。因该时期的预防是针对病因和健康危险因素的，故又称病因预防，是最积极的预防。

在全科医疗服务中，一级预防常常是个体预防和社区预防并重。个体预防可通过自我保健来增进健康，具体措施包括：① 保持良好的社会心理状态；② 养成良好的生活习惯；③合理营养与平衡膳食；④创造良好的劳动条件和生活环境；⑤适当运动，劳逸结合。社区预防可采取特殊预防，具体措施包括：①健康教育与婚育咨询；②预防接种和计划免疫；③妇女各生理时期的保健；④儿童保健；⑤高危人群的保护；⑥职业病预防；⑦卫生立法和改善环境卫生，保护环境等。

（二）二级预防

又称临床前期预防或发病期预防。即在疾病的症状前期或临床前期提供的预防服务。其目的是早期发现、早期诊断、早期治疗，从而使疾病能够及早治愈而不致加重和发展。常用的服务措施包括筛检试验、高危人群重点健康项目检查、自我检查等。

（三）三级预防

又称临床预防或发病后期预防。此期疾病已表现出明显的症状和体征，积极治疗可减少并发症和后遗症的发生。对丧失劳动力或残废者，通过家庭护理指导、社会卫生服务、功能康复、心理治疗等方式，提高病人的生命质量；对危重病人做好终末期照顾，最大限度地改善病人的生命质量。

预防医学实施过程中，根据疾病发生、发展的自然过程，将三级预防划分为五个层次，即：①健康促进，针对危险因素改变不良的行为和生活方式，即非特异性预防；②特异性预防，针对特异性病因；③早期诊断、及时治疗；④防止病残；⑤康复。

二、预防保健服务方法

全科医生提供预防保健的基本方法有健康教育与咨询、免疫接种、筛检、周期性健康检查、健康危险因素评估、化学预防和中医药预防等。

（一）健康咨询

健康咨询是医生与咨询对象之间，通过有针对性的健康教育，改变咨询对象的不良行为和生活方式，来降低疾病和损伤的危险因素，阻止疾病的发生和发展。常用的方法如下。

个体教育法：通过单独谈话，给予个别指导。

群体教育法：针对社区特殊人群，定期组织专题讲座及小组讨论等。

文字教育法：通过报刊、书籍、宣传栏等载体，传播健康知识。

形象化教育法：采用实物或示范表演等方式传播健康知识。

电子化教育法：利用各种现代化设备进行健康教育。

关键在于选择主要的、干预有效的危险因素进行干预。造成一种行为的因素可能是多种多样的，健康咨询首先要找出这些影响因素，然后确定优先次序进行干预，但不能期望通过咨询控制所有的影响因素。全科医生应该与服务对象一起，共同分析所面临的问题并研究对策，帮助其制订干预行为的计划，可以列出较为周密的计划表，便于及时进行监督和评价。

（二）免疫接种

免疫接种是指用特异性抗原或抗体使机体获得对特定疾病的免疫力，是提高机体免疫水平，预防疾病发生的方法。免疫接种是公认的最有效、最可行的特异的一级预防措施，具有有效、经济、方便的优点。

疫苗是指为了预防、控制传染病，用于人体预防接种的疫苗类生物制品。其中，预防性生物制品疫苗分为两类。第一类疫苗包括纳入国家免疫规划的预防性生物制品、纳入省级免疫规划的预防性生物制品和卫生主管部门或疾病预防控制机构提出明确接种率目标的预防性生物制品。受种者为未成年人，实行免费接种。第二类疫苗包括第一类预防性生物制品以外的由受种者个人根据需要自愿接种的预防性生物制品，省、自治区或直辖市人民政府卫生主管部门根据疾病预防控制机构报告的传染病检测信息和预测结果建议接种的预防性生物制品。由受种者或监护人自愿选择并承担费用。

目前已经研制出了多种预防性疫苗，如流感疫苗、乙肝疫苗等，接种这些疫苗，可以提高人群的免疫力，有效地预防和控制传染病的发生，降低死亡率。因此，对可用疫苗预防的疾病，成年人可以根据自身情况进行免疫接种。

（三）筛查

筛检是应用快速的检验、检查或其他手段，对未识别的疾病或缺陷做出推断性鉴定，从外表健康者中查出可能患某病者。筛检仅是一种初步检查，筛检阳性或可疑阳性者应指定就医，进一步诊断、治疗。这属于预防医学的二级预防范畴。此外，筛检还可以用于高危人群，以便及时控制某些危险因素，预防疾病的发生，这就可以达到一级预防的目的。

1. 疾病筛检的原则

①筛检应针对危害严重的疾病或缺陷进行；②拟筛检疾病应有进一步确诊方法、有效治疗措施及足够的领先时间；③选择适宜的筛检试验方法。

2. 筛检效果的评价

①发现病例或缺陷的例数，应考虑灵敏度、患病率等因素的影响；②对疾病结局的影响程度；③成本效益分析，包括通过筛检所取得的经济效益和社会效益。

3. 筛检的分类

（1）人群筛检：是指用一定筛检方法对一个人群进行筛检，找出其中患该病可能性较大者，然后，对其进一步诊断及治疗。如先用尿糖测定筛检出可疑糖尿病患者，再用其他方法如血糖测定以确诊，然后进行治疗。

（2）多次（级）筛检：在上类筛检中，同时应用多种筛检方法进行筛检，可以同时筛检多种疾病。

（3）定期健康检查或目标筛检：对有暴露在某种危险因素下的人群（如铅作业工人）、高危人群、某单位、某种职业人群定期进行健康检查，以早期发现病人，及时给予治疗。

（4）病例搜索或机会性筛检：筛检对象为因其他原因而就诊或咨询者。即由临床医师或卫生医师对来诊者加用其他筛检方法，以发现与主诉无关的疾病。

（四）周期性健康检查

定期体格检查通常是进行系统的全身检查，而不是针对年龄、性别或某些疾病的发病阶段进行的，往往效果不明显，效率不高。目前，在美国、加拿大的全科医疗服务中，基本上已经以周期性健康检查取代了年度体检。周期性健康检查是针对就检者的年龄、性别、职业等健康危险因素，由医生为个体设计的健康检查计划。不同于以往的年度或因某种需要而进行的体检，其检查项目高度强调依据高级别的《临床预防服务指南》而确定。

在设计周期性健康检查项目时应考虑以下问题。①参考当地流行病学资料，所查的疾病或健康问题必须是社区的重大卫生问题，因此必须对社区健康问题进行调查，包括常见疾病的发病率、患病率和死亡率等；②接受检查的病人应该属于该健康问题的高危病人；③所查的疾病或健康问题应有有效的治疗方法，若尚无有效的治疗方法，则不宜作为周期性健康检查的项目；④该病有较长的潜伏期，可增加被检查出疾病的机会；⑤该病在无症状期接受治疗比在有症状期开始治疗有更好的治疗效果；⑥所用的检测方法简便易行，且易于为居民所接受；⑦检查中所采用的手段和方法需要兼顾特异性和灵敏性，以保证检查的准确性；⑧整个检查、诊断、治疗过程符合成本效益，并应考虑社区的卫生经费开支；⑨根据病人个体的实际情况和相应的临床指南确定周期性检查的时间间隔。

周期性健康检查的优点：①有针对性和个性化的设计，效率高，效果好；②利用病人就诊时实施，省时、省力，还可节约医疗费用；③可普及性强，能应用到社区的每一位居民；④问题处理及时，全科医生对发现的问题可以最快的速度和最适当的方式与病人联络；⑤检查结果可以丰富病人的病史资料，特别适用于慢性病的防治。

（五）健康危险因素评估

个体健康危险因素主要有以下几种：①生活方式与行为因素，如吸烟、酗酒、药物依赖、膳食结构不合理、高盐饮食、起居失宜、缺乏体育锻炼、体重超常、A 型行为、C 型行为等；②个体及家庭背景，如性格、气质、文化、宗教、信仰、道德、人生价值观与奋斗目标、经济和社会地位、家庭关系状况、经济来源、住房条件等；③生活环境中的危险因素，如空气质量、饮用水质、土壤与地质环境、噪声、辐射等；④生产环境中的危险因素，如作息时间不适应、职业性心理紧张、生产过程中接触的理化因素和生物因素等；⑤重要生活事件，如生长发育、挫折与障碍、失业、退休等；⑥社区社会环境，如社区经济发展水平、文化、信仰、安全、民风民俗等；⑦既往患病及恢复情况；⑧医疗服务的可获得性和可用性等。

个体健康危险因素评价就是将有关的个体健康危险因素与其健康损害效应之间进行定量分析，找出其规律性，以便采取干预措施，有效地控制健康危险因素水平，达到维护和促进健康的目的。具体可在以下 3 个阶段中发挥作用：①有明确的健康危险因素存在，但无症状或任何不适之感出现，此时，全科医生应有针对性地对病人进行健康教育，消除健康危险因素，改善不良的生活方式与行为因素；②已有异常指标出现，但个人并无明显症状或不适感，此时，全科医生可在确认健康危险因素存在的前提下进行明确诊断，及时采取预防和治疗措施；③健康危险因素长期存在，但大部分情况下无任何异常感觉，在某些特殊情况下，可出现一些轻微症状，此时应引起全科医生的警惕，进行一些必要的检查并注意观察和随访，及时做出早期诊断并治疗。

（六）化学预防

化学预防是指对无症状的人使用药物、营养素（包括无机盐）、生物制剂或其他天然物质进行一、二级预防，提高人群抵抗疾病的能力，以防治某些疾病。

对已出现症状的病人，给予药物来治疗疾病不在化学预防之列，而对于有既往病史的人使用预防性化学物质预防疾病复发，当属于化学预防。如给孕妇补充含铁物质来预防缺铁性贫血，给孕期妇女补充叶酸预防婴儿神经管畸形等。但目前临床上也有一些化学预防的药物和制剂尚缺乏足够的证据基础，也没有形成规范。因此，临床医生在推荐化学预防时，一定要客观介绍化学预防的进展和成果，分析所推荐方案的潜在利弊，由病人参与决策，并密切监测由此带来的效果和伴有的副作用。社区卫生服务中常用的化学预防有以下几种。

1. 绝经后妇女使用雌激素预防骨质疏松症和心脏病

随着人口老龄化，骨质疏松症作为造成老年人骨折的主要原因，已经成为影响健康的公共卫生问题。骨质疏松症的最主要危险因素是妇女进入更年期后，体内雌激素水平急剧下降，造成骨质流失加速，亦与血胆固醇升高、冠状动脉疾病发病风险增高以及绝经后症状相关。因此，对于绝经期后妇女单独使用雌激素，或与孕激素联合使用，可以有效地提高骨质无机盐的含量，降低骨质疏松性骨折和缺血性心脏病的患病率。有乳腺癌病史或现患乳腺癌者禁用该法，另外，子宫内膜癌、未明确诊断的异常阴道流血和活动性血栓性静脉炎也被认为是相对禁忌证。

大豆异黄酮结构与雌激素相似，被认为是植物雌激素，试验证明其具有良好的预防更年期妇女骨质疏松症和心脏病的作用，且无阴道出血和子宫内膜改变的副作用，是一类值得关注的化学预防制剂。

NOTE

2. 阿司匹林预防心脏病、脑卒中以及可能的肿瘤

随机临床试验已充分验证了无症状男性每日服用阿司匹林可以降低未来冠心病的发病风险。已经确诊的心血管疾病如心肌梗死、短暂性心肌局部缺血和心绞痛等患者加服阿司匹林可改善症状。阿司匹林作为化学预防药物，其主要副作用是引起出血，据此，应正确地评估其禁忌证后再决定用量，使用时应注意随访和监测。研究表明，一级及二级预防心肌梗死及脑卒中的最适当剂量约为160g/d。此外，阿司匹林尚可降低妊娠高血压的发病。据文献报道，阿司匹林还可以有效地预防多种肿瘤，其应用领域和适宜剂量均有待完善。

三、健康教育和健康促进

（一）基本定义

1. 健康

世界卫生组织（WHO）将健康定义为："健康不仅仅是没有疾病或不虚弱，而是身体的、精神的健康和社会幸福的完好状态。"健康概念把人体的健康与生物的、心理的和社会的关系紧密地联系起来。

健康的基本要求包括：①身体上，发育健全、机能正常、体质强壮、精力充沛、头脑清醒、工作效率高；②精神和人格上，对来自精神的、社会的甚至自身的不利因素或危险因素能够从容地、自如地应付并且适应；③社会适应上，能适应社会道德、文化准则和行为规范的要求，能在社会生活中保持积极向上的精神，能有效地利用各种社会资源，并在社会生活中满足个性发展和自我实现的需要。

2. 健康教育

是指通过一系列有组织、有计划、有系统的社会活动和教育活动，帮助个体和群体自觉地采纳有益于健康的行为和生活方式，消除或减轻影响健康的危险因素，预防疾病、促进健康和提高生活质量。健康教育是全科医学的重要内容之一，近年来，随着医学模式的转变，健康概念的扩展，人们对健康教育的认识也在不断地深化。

健康教育的核心是教育人们树立健康意识、养成良好的行为习惯和生活方式，以降低或消除影响健康的危险因素。健康教育应该提供改变行为所必需的知识、技能与服务，并且促使人们合理地利用这些服务，如免疫接种和定期体检等，以期达到预防疾病、治疗疾病、促进康复的目的。如果只是告诉群众什么是健康行为，而不能促使人们积极参与并且自觉采纳健康行为，这种健康教育是不完善的。健康教育的重要功能在于争取和社会的大力支持，形成健康促进的良好氛围，充分发动群众积极广泛地参与。健康教育必须着眼于家庭、社区和政府部门，以期获得有效的支持，促使个体、群体和全社会的行为改变。

3. 健康促进

健康促进是帮助基本上健康的人们达到最理想健康状态的一种手段和过程，主要通过维护促进健康行为和改变危害健康行为的方法达到目的。

健康促进是健康教育事业发展的必然结果。健康教育在健康促进中起主导作用，健康教育和健康促进相辅相成，相互保证，相互支撑。

（二）健康相关行为

1. 促进健康的行为

是个体或群体表现出的、客观上有利于自身和他人健康的行为，包括以下方面。

（1）日常健康行为：如合理营养、平衡膳食、适量睡眠、积极锻炼等。

（2）保健行为：合理应用如定期体检、预防接种等医疗保健服务，以维护自身健康的行为。

（3）避免有害环境的行为：如保护自然环境和保持良好心态适应社会环境。

（4）戒除不良嗜好：如戒烟、不酗酒和不滥用药物等。

（5）预警行为：通常指积极预防事故的发生和一旦发生事故后保持冷静并进行自救、互救等正确处理的行为。

（6）求医行为：指人察觉到自己有某种疾病时，寻求科学可靠的医疗帮助的行为，如主动求医，提供真实病史和症状，积极配合医疗护理，并保持乐观向上的情绪等。

（7）遵医行为：已知自己患病后，积极配合医生，服从医生的治疗和遵照医嘱进行预防保健的一系列行为。

（8）病人角色行为：①患病后及时解除原有的角色职责，转而接受医疗服务；②在身体条件允许的情况下承担力所能及的工作；③伤病致残后，身残志坚，积极康复；④以正确的人生观和归宿感对待病残和死亡。

2. 危害健康的行为

是指客观上不利于健康的行为，包括以下方面。

（1）日常生活中危害健康的行为：如吸烟、酗酒、吸毒、性乱等。

（2）致病性行为模式：指导致特异性疾病发生的行为模式，目前研究较多的有 A 型行为和 C 型行为。A 型行为又称冠心病易发行为，其核心行为表现为争强好胜、易于激动，其冠心病的发病率、复发率较其他人高 2~4 倍。C 型行为又称肿瘤易发性行为，其核心行为表现为情绪压抑、性格自我克制、表面处处顺从忍让，而内心却强压怒火、生闷气，其宫颈癌、胃癌、食管癌、结肠癌、肝癌的发生率比其他人高 3 倍左右。

（3）不良饮食习惯：如饮食过度，高脂、高糖和低纤维素饮食，偏食、挑食和烫食等，主要与各种成年人慢性疾患，如肥胖、糖尿病、心脑血管疾病、早衰、癌症等有关。

（4）不良疾病行为：即在得知自己患有疾病时，表现出违背健康促进的行为，如与求医行为相反的瞒病行为、恐惧行为、自暴自弃行为等；与遵医行为相反的角色行为超前（即把身体疲劳和生理不适误作疾病）、角色行为缺如（已肯定有病，但有意拖延不进入病人角色）以及悲观绝望和求神拜佛等迷信行为。

（三）健康教育和健康促进的基本内容

1. 戒烟

全科医生要协助戒烟者建立信心，制订切实可行的戒烟计划并定期随访，检查戒烟计划的进展。

2. 营养知识教育

①有计划地对社区居民进行营养知识培训；②将营养知识纳入中小学的教育内容，使学生懂得平衡膳食的原则，培养良好的饮食习惯，提高自我保健能力；③将营养工作内容纳入初级卫生保健中，提高卫生保健人员的营养知识水平，并通过他们指导居民因地制宜，合理利用当地食物资源改善营养状况；④利用各种宣传媒介，广泛开展群众性营养宣传教育活动，推广合理的膳食模式和健康的生活方式，纠正不良饮食习惯。

3. 体重控制

肥胖是影响健康的主要危险因素之一，超重对人体的危害已经被越来越多的人所认识。控制体重的过程包括控制体重计划的制订和实施。制订计划时应全面分析造成肥胖原因和控制体重的可行性、基本方法、进度以及效果的评价。实施措施包括：①改变过去的饮食结构和饮食习惯，尽量减少高热量食品的摄入，选用蔬菜、杂粮等低热量食品；②饮食中应用低脂肪高蛋白食物逐渐替代高脂肪食物；③找出引起多食行为的各种触发点，如时间、地点、环境刺激物等，并尽量避开；④保持稳定的生活规律，坚持体育锻炼，减少多余的睡眠时间。

4. 运动疗法

最好的健康促进措施是运动疗法。长期缺乏体育锻炼，可引起心血管疾病、骨质疏松症、肥胖、糖尿病等。运动疗法形式多种多样，常用的有步行、慢跑、登楼梯、游泳等。运动疗法应遵守如下原则：①个体化和针对性原则；②循序渐进的原则；③有效性和安全性原则；④全面性和长期性原则。

5. 应付紧张

社会生活中人们需要应付来自多方面的紧张刺激，诸如婚姻生活不协调、经济拮据、各种社会关系、职业紧张、各种躯体疾患引起的紧张、对家庭生活周期的反应等。这些紧张因素常常引起躯体方面的不适，并久治不愈。应付紧张，最根本的健康促进措施是帮助病人找到导致紧张的原因，分析这些因素并制订相应的应付计划。其他措施包括充足睡眠、心理调适和参加运动等。

（四）健康教育和健康促进的原则与方法

1. 原则

①个性化：全科医生应充分了解患者的社会背景、对疾病的认识和态度、期望，以提出针对性、实用性和可行性均较强的建议。②知情同意、自觉自愿：全科医生应让患者了解其所患疾病的发生发展过程以及预后，耐心阐明接受健康教育并改变行为的重要意义，让患者自觉自愿接受建议并认真执行。③简明扼要、便于实施：健康教育应有明确的目标和方法，用通俗的语言给病人建议，力求简单明了，便于实施。最重要的是告诉病人如何去做。④重复与循序渐进：对一些重要的事项应耐心地重复多次，但要避免同时给予多项建议。总之，教育与行为改变应循序渐进。⑤监督与帮助：追踪观察病人对所提建议的执行情况，发现理解或执行有困难时应及时解决。

2. 方法

①就医环境布置：在社区候诊室、诊疗室等处提供有关的杂志、图片和录像，以及利用壁报、宣传画等营造健康教育氛围；②与病人直接会谈、交流；③安排有相同经历、有类似问题的人参与讨论，有时也可让病人的家人参与讨论；④讲课；⑤发放相关的宣传材料；⑥让病人参与有关的活动。

（五）社区健康教育和健康促进

1. 城市社区

（1）社区常见病防治的宣传教育：①慢性非传染性疾病的社区防治；②防范新老传染病；③加强安全教育，防止意外伤害等。

（2）家庭健康教育：①家庭饮食卫生与营养教育；②家庭急救与护理；③居室环境：卫生知识；④生殖健康教育；⑤家庭心理卫生教育等。

（3）创建卫生城市的宣传教育。

（4）社会卫生公德与卫生法规教育。

2. 农村社区

（1）农村常见病防治宣传教育：①传染病和寄生虫病知识；②慢性非传染性疾病防治知

识；③地方病防治知识；④农业劳动相关疾病防治知识等。

（2）移风易俗，改变不良卫生习惯教育。

（3）农村环境卫生和环境保护教育。

（4）健康观念与卫生法制教育。

第三节　常见慢性疾病的中医药预防

一、冠心病

（一）定义

冠状动脉粥样硬化性心脏病是指冠状动脉粥样硬化使血管腔狭窄或阻塞，或（和）因冠状动脉功能性改变（痉挛）导致心肌缺血缺氧或坏死而引起的心脏病，统称冠心病，亦称缺血性心脏病。冠心病心绞痛属于中医学"胸痹""真心痛""厥心痛"等范畴。

（二）病因病机

中医学认为本病的发生与年老肾衰、饮食不节、情志失调、寒邪侵袭等因素有关。本病多属于本虚标实之证，常在心气、心阳、心阴不足或肝、脾、肾失调的基础上，兼夹痰浊、气滞、血瘀、寒凝等因素，产生不通则痛或不荣则痛的临床表现。

（三）临床表现

1. 部位

主要在胸骨体上段或中段之后，可波及心前区，界限不很清楚。常放射至左肩、左臂内侧达无名指和小指，或至颈、咽或下颌部。

2. 性质

胸痛常为压迫、发闷或紧缩性，也可有烧灼感，但不尖锐，不像针刺或刀扎样痛，偶伴濒死的恐惧感。

3. 诱因

发作常由体力劳动或情绪激动（如愤怒、焦急、过度兴奋等）所激发，饱食、寒冷、吸烟、心动过速、休克等亦可诱发。疼痛发生于劳力或激动的当时，而不是在一天劳累之后。典型的心绞痛常在相似的条件下发生。但有时同样的劳力只在早晨引起心绞痛，下午则不会，提示可能与晨间痛阈较低有关。

4. 持续时间

疼痛出现后常逐步加重，然后在 3~5 分钟内逐渐消失，在停止诱发症状的活动后一般可缓解。舌下含用硝酸甘油在几分钟内可缓解。可数天或数星期发作一次，亦可一日内发作多次。

5. 典型表现

心绞痛发作时常见心率增快、血压升高，表情焦虑、皮肤冷或出汗，有时出现第四或第三心音奔马律。缺血发作时可有暂时性心尖部收缩期杂音，为乳头肌缺血、功能失调引起二尖瓣关闭不全所致。

（四）预防

冠心病的预防应运用中医的治未病理论，加大健康教育力度，提高居民的健康知识知晓率

NOTE

和自我保健防病意识，从青中年开始，加强自我保健。冠心病萌芽于壮年，初次病发之后，患者多未予重视，未及时就医，且认为自身无明显不适，疏于防治，以致病情潜在发展，逐渐发生病变。中医全科医疗的预防主张保证充足睡眠，避免过于劳累，注意饮食宜忌，心理情绪宜平和，提倡有氧运动。

1. 慎起居调精神

气候寒暑晴雨的变化，对冠心痛的发生、发展也有明显的影响。《诸病源候论·心痛病诸候》云："心痛者，风冷邪气乘于心也。"提示气候变化为诱发冠心病的重要因素。《素问·举痛论》云："百病生于气也。"注意精神的调摄，避免过激，保持心情愉快，气机调畅。不妄作劳，劳逸合度。传统体育保健项目如太极拳、五禽戏都对修养心身有益。

2. 保健按摩

摩揉膻中：将右手掌根紧贴膻中穴，分别顺时针、逆时针用力摩揉 0.5 ~ 1 分钟。以局部发热为佳。功效：宽胸理气，清心除烦。

团摩上腹：将左手掌心叠放在右手背上，右手掌心放在上腹部，适当用力做顺时针环形摩动 0.5 ~ 1 分钟，以上腹部发热为佳。功效：宽胸理气，健脾和胃。

合按双关：将一手的中指和拇指放在另一手的内关穴和外关穴上，两指对合用力按压 0.5 ~ 1 分钟。双手交替进行。功效：安神镇静，和胃理气。

二、高血压病

（一）定义

高血压病指以体循环收缩压和（或）舒张压持续升高为主要临床表现，伴或不伴有多种心血管危险因素的综合征。分为原发性高血压和继发性高血压。高血压是多种心、脑血管疾病的重要病因和危险因素，影响重要脏器，如心、脑、肾的结构与功能，最终导致这些器官的功能衰竭，迄今仍是心血管疾病死亡的主要原因之一。高血压病大多属于中医"眩晕"的范畴，少部分属于"头痛"与"肝阳"。

（二）病因病机

中医学认为高血压病的常见病因为情志失调、饮食不节、久病过劳、先天禀赋不足，在上述病因的作用下，机体的阴阳平衡失调，脏腑、经络、气血功能紊乱，就形成了以头痛、眩晕为主要表现的高血压病。其主要病机为肝阳上亢、肝肾阴虚、痰湿中阻、瘀血阻络、阴阳两虚。西医关于高血压病的病因尚未完全明了，目前较为公认的学说有精神、神经学说，肾源学说，内分泌学说，遗传学说等。

（三）临床表现

大多数起病缓慢、渐进，一般缺乏特殊的临床表现。常见症状一般有头晕、头痛、颈项板紧、疲劳、心悸等，呈轻度持续性，多数症状可自行缓解，在紧张或劳累后加重。也可出现视力模糊、鼻出血等较重症状。还可以出现受累器官的症状，如胸闷、气短、心绞痛、多尿等。

高血压的诊断标准是：凡收缩压应大于或等于 140mmHg，和（或）舒张压大于或等于 90mmHg。收缩压 120 ~ 139mmHg，舒张压 80 ~ 89mmHg 为正常高值。诊断高血压时，必须多次测量血压，至少连续两次达到高血压的标准才能确诊为高血压。仅一次血压升高者不能确诊，但需随访观察。

（四）预防

总的预防措施，应遵循《证治汇补》说的："不时眩晕，乃中风先兆，须预防之，宜慎起居，节饮食，远房帏，调情志。"具体分为三个阶段。

1. 未病先防

（1）调情志：《类证治裁》指出："或由身心过动，或由情志郁勃……以致目昏耳鸣，震眩不定。"说明高血压与情志密不可分。因此其首要的预防之道在于调整情志，安神定志，心情愉快，遇事乐观，避免忧怒，即所谓的"心理预防"。

（2）避外邪：《诸病源候论》认为："风头眩者，由血气虚，风邪入脑，而引目系故也。"说明高血压可由外邪引动。因此要慎起居，提高卫外功能，避免外邪特别是风邪的入侵。

（3）远劳作：《医家四要》有云："是证实由房劳过度，精气走泄，脑髓空虚所致，或经劳动则火气上炎，或肾水虚则目摇风动，所以卒然头昏目暗，身将倒仆之状。"说明房劳、操劳乃血压升高之因，因此要生活规律，劳逸适度，房事有节，作息有序，起居有度。

（4）慎膳食：预防高血压，膳食上主要控制胆固醇和盐的摄入。

2. 既病防变

（1）心理防变：消除忧虑、恐惧，特别是恼怒，保持心情舒畅，是防变的要法。

（2）起居防变：保持生活环境的宁静舒适，避免噪音和强光刺激，不熬夜，不做急剧的低头弯腰旋转动作，均可有效防止心脑血管危重合并症的发生。

（3）膳食防变：病从口入，注意饮食清淡，定时定量，切勿暴饮暴食，尤其晚餐不能过饱。以防痰浊内生，阻遏心阳。

（4）药物防变：肝阳动风者投天麻钩藤饮、镇肝熄风汤；痰浊蒙窍者投半夏天麻白术汤、温胆汤；肝肾阴亏者投六味地黄丸、左归饮；气血不足者投十全大补汤、黄芪补血汤。还可选用降压特效中药，如钩藤、天麻、莱菔子、泽泻、海藻、夏枯草、葛根、草决明、生石决明、珍珠母、白菊花、生杜仲、桑寄生、川牛膝、仙灵脾、黄柏、知母等。

（5）针灸防变：针曲池、合谷、足三里、三阴交、风池、血海、丰隆。灸百会、神阙、中脘、关元。

3. 病后防复

（1）心理防复：树立信心，避免刺激，保持乐观，可防"意复"。

（2）膳食防复：有些功能食品可以预防血压升高

（3）药物防复：按虚实分类搭配常服，防复作用明显。滋肾阴用杞菊地黄丸；补气血用人参归脾丸；疏气血用血府逐瘀汤、逍遥丸。还可用菊花、丹皮、白芷、川芎、草决明、茶叶等制成药枕。

（4）针灸防复：三阴交、足三里、合谷、神门、太阳、曲池都有防复效应，实者针，虚者灸，隔天1次。

（5）推拿防复：洗面、揉按头皮、擦鼻、搓眼、鼓耳、抚枕后、摩腰眼、揉胸腹和搓脚心均可疏导气血，防止复发。

高血压病的预防分为三级：一级预防针对高危人群和整个人群。措施有：避免长期精神紧张，工作量超负荷；适当锻炼，放松身心；控制体重，合理膳食，减肥调脂；严格少盐食谱，不可追求"膏粱厚味"；戒烟酒，劳逸结合等。二级预防是针对已发生高血压的患者，目的是控制其发展，防止并发症，特别是心、脑、肾等靶器官的损害。服用西药务必按医嘱定时定量，不可停停服服，自行增减。中医药治疗：虚者调补肾之阴阳，以杞菊地黄丸为主方"阳中求阴"，配加蛇床子、生杜仲、桑寄生、仙灵脾等；实者痰瘀同治，以温胆汤为主方，加丹皮、川芎、生山楂、水蛭、三七等。尤其要发挥中医的综合优势，配合针灸、推拿、气功等。三级预防是高血压病的抢救预防，预防其引起的并发症和死亡，也是脑卒中、冠心病的一级预防。

在社区开展全科医疗，应对有高血压病家族史而本人血压增高者定期随访观察，以利于对本病的早期发现和及早治疗。每个全科医生都应该在诊病时将血压列为一项常规检查，以便发现无症状的早期高血压病人，为他们提供早期治疗的机会。

三、糖尿病

（一）定义

糖尿病是一组以慢性血葡萄糖（简称血糖）水平增高为特征的代谢性疾病，是由于胰岛素分泌和（或）作用缺陷所引起。糖尿病大致属于中医的"消渴"范畴，早在《内经》中就已经提出禀赋不足、五脏虚弱，精神刺激、情志失调，过食肥甘、形体肥胖与"消渴"的发生有着密切的关系。

（二）病因病机

中医学认为糖尿病的发生主要与以下病因有关：素体阴虚，五脏虚弱；饮食不节，形体肥胖；精神刺激，情志失调；外感六淫，毒邪侵害；久服丹药，化燥伤津；长期饮酒，房劳不节。在上述病因的作用下导致机体早期阴津亏耗，燥热偏盛，发展到气阴两伤，脉络瘀阻，最后导致阴损及阳，阴阳俱虚。西医认为 1 型糖尿病的发病原因主要由于遗传与环境因素中的病毒感染、化学物质所致胰岛 β 细胞自身免疫性炎症，导致 β 细胞破坏、功能损害、胰岛素分泌缺乏所致。2 型糖尿病的发病与胰岛素抵抗和胰岛素分泌的相对缺乏有关，两者呈不均匀性。

（三）临床表现

中医认为不同类型的"消渴"病有不同的临床表现，最典型的症状为"三多一少"，即多饮、多食、多尿和体重减轻。随着病情的进一步发展，可以表现为各种不同的临床症状，如疲乏无力、性欲减退，月经失调，麻木，腰腿疼痛（针刺样、烧灼样或闪电样疼痛），皮肤蚁行感，皮肤干燥，瘙痒，阳痿，便秘，顽固性腹泻，心悸，直立性低血压、出汗、视物模糊，黑矇，多发及难治性疖肿，足部破溃等。

西医的诊断依据如下。

（1）空腹血浆葡萄糖（FPG）：FPG < 6.0mmol/L（110mg/dl）为正常，6.0 ~ 7.0mmol/L（110 ~ 126mg/dl）为空腹血糖受损（IFG），≥7.0mmol/L（126mg/dl）为糖尿病，需另一天再次证实。

（2）OGTT 中 2 小时血浆葡萄糖（2hPG）：2hPG < 7.8mmol/L（140mg/dl）为正常，7.8 ~ 11.1mmol/L（140 ~ 200mg/dl）为 IGT，≥11.1mmol/L（200mg/dl）为糖尿病，需另一天再次证实。

（3）糖尿病的诊断标准：糖尿病症状 + 随机血糖 ≥ 11.1mmol/L（200mg/dl），或 FPG ≥ 7.0mmol/L（126mg/dl），或 OGTT 中 2hPG ≥ 11.1mmol/L（200mg/dl）。症状不典型者，需另一天再次证实，不主张做第三次 OGTT。

（四）预防

未病先防和已病防变，是糖尿病防治前移和旁扩的关键。所谓"前移"是指疾病全过程中重视预防，包括提倡饮食文明、健康生活方式、预防肥胖等，即潜证与可预见证的提前干预。所谓"旁扩"是指全方位的思考，比如对微血管病变，知道了眼底有病变，就想到肾脏、神经、皮肤、肌肉，甚至心脏的微血管可能也存在损害；看到了肥胖，就想到血压、血脂、血糖的问题；看到了糖尿病出现，就想到下面可能就要出现高血压、高血脂等。在糖尿病的预防上，隋代巢元方在《诸病源候论》中提出糖尿病患者应"先行一百二十步，多者千步，然后食。"适度的活动对防止糖尿病有积极的作用。在运动形式上采用太极拳、太极剑、保健气功等传统健身法，这是根据中医的阴阳、五行和经络脏腑学说，以及导引、行气、存思、内丹术等"动中求静，静中求动"来协调身心的方法。正如王焘在《外台秘要》中所说："养性之道不欲饱食便卧，亦不宜终日久坐，皆损寿也。人欲小劳，但莫久劳疲极也，亦不可强所不能堪耳。"与强化生活方式干预相比，中医运动养生法在我国有广泛的群众基础，且简单易行。根据糖尿病患者的不同体质，如痰湿体质、痰浊体质、湿热体质、瘀血体质等，辨证施治，改善病人体质，从根本上消除糖尿病及其并发症发生的土壤。具体方法如下。

1. 改变生活方式，主要是调节饮食、运动和精神。

2. 选加口服二甲双胍或拜糖平等药。

3. 辨证选方，并适当加入以下几种中药调控血糖：地骨皮、葛根、花粉、玄参、生地、知母、麦冬、黄连、人参、黄芪、黄精、白术、山药、绞股蓝、甘草、白芍、女贞子、枸杞子等。

4. 适当增加有选择调节血糖作用的食物如苦瓜、南瓜、葫芦瓜、冬瓜、玉米须、大蒜、洋葱、山药、芹菜、菠菜等。

5. 尽量避免服用降低糖耐量的药物，如双氢克尿噻等。

6. 综合预防，如膳食疗法，穴位敷贴疗法，针灸疗法，按摩、气功、太极、八段锦、心理疗法等等。

四、肿瘤

（一）定义

肿瘤是机体在某些致瘤因素的作用下，一些组织的细胞在基因水平上失去了对其生长的正常调控，呈现过度而不协调的克隆性增殖而形成的新生物，因常在局部形成肿块，称作肿瘤。在古代，人们已经注意到肿瘤这一类疾病，《说文解字》："瘤，肿也，从病，留声"。中医学将其归纳为"癥瘕积聚"。

（二）病因病机

中医认为癥瘕积聚多由于正气内虚，感受六淫邪毒，七情怫郁，饮食劳伤，宿有旧疾等因素，使脏腑功能失调，气血津液运行失常，产生气滞、血瘀、痰凝、湿浊、热毒等病理变化，蕴结于脏腑组织，相互搏结，日久渐积而形成的一类疾病。

（三）临床表现

1. 癌前病变

是指机体组织中某些有可能演变成癌的病理变化。有不少癌瘤，在发展为恶性肿瘤之前，常有一个相当长的"良性"过程。因此了解这一过程的病理改变对早期诊断、早期治疗具有重要意义。目前临床上常见的癌前病变主要有：①胃溃疡、萎缩性胃炎；②肝炎、肝硬化；③子宫颈、直肠等部的息肉；④子宫颈糜烂；⑤黏膜白斑，一般发生在唇、舌、子宫颈、外阴部；⑥经久不愈的溃疡、疤痕和瘘管，特别是小腿上的慢性溃疡、外伤性和化学性损伤的溃疡；⑦食管上皮重度增生；⑧隐睾或睾丸下降不全易发生睾丸肿瘤，包皮过长或包茎导致阴茎癌的发生。

2. 诊断依据

肿瘤贵在早期诊断，病史和查体为最基本的诊断手段，通过全面、系统的病史询问，详尽细致的查体，必要的体验检查及其他特殊检查，然后进行综合分析获得病理诊断。具体方法主要如下。

（1）肿瘤标志及其他实验检查：如酶学检查、免疫学检查等。

（2）影像学检查：包括 X 线透视、摄片、造影、断层扫描，超声波检查，放射性核素扫描以及选择性血管造影等等，都可为肿瘤提供确切的定位诊断。

（3）病理检查：依靠常规细胞学和组织学进行肿瘤的病理学诊断。

（4）内窥镜检查：不仅为了发现和确定早期肿瘤，经临床、X 线或其他诊断方法已确诊的肿瘤，也常需作内窥镜检查确定病变的范围、生长特点以及病理组织学或细胞学类型等。

（四）预防

1. 癌前病变的治疗

"未病先防"是指疾病未发生前应予以主动的预防，以减少其发生。中医提出要调适饮食、规律起居、调摄心神、锻炼身体、劳逸结合，使机体阴阳气血平和，各脏腑功能协调平衡，达到"阴平阳秘"的状态，则"正气存内，邪不可干"。针对肿瘤而言主要指采取措施，治疗癌前病变，阻止癌症进一步发展、恶化。根据中医学辨证论治的原则，总结肿瘤疾病的发生发展规律，提出了"扶正祛邪、调整脏腑、调整阴阳、调整气血、三因治宜"等治疗法则。如常见癌前病变萎缩性胃炎的防治，脾胃虚弱者宜健脾益胃，温中补气；胃阴亏损者宜养阴清热；肝胃不和者宜疏肝和胃；脾虚血热者宜温脾益气，凉血止血等。

2. 癌的侵袭与转移

关于防治肿瘤转移，当以《难经》所言"补不足，损有余"为基本原则，结合五行生克乘侮理论，视不同脏腑及其所属之虚实而治。

癌毒为阴毒，易伤阳气，且其毒性猛烈，既耗散正气，又易于扩散。《内经》指出："散者收之"；"其剽悍者，按而收之"。提示应当采用具有收敛、固涩、收摄等作用的药物，以治疗正气（包括气、血、精、津等）有形或无形的消耗、散失及防止肿瘤侵袭扩散、转移之症候。其作用机制，一方面是通过固摄正气，防止正气的耗散，纠正正虚失固的状态；另一方面是通过固摄癌毒，防止或减少癌毒的扩散与转移。在固摄法对正气及癌毒的双重作用下，正气的耗散趋势得到抑制，正气得以提升，其抗癌、固摄癌毒的能力增强，癌毒的扩散转移趋势也同时受到抑制。防治转移不可孤立于综合治疗之外，在固摄法的基础上，还需结合扶正培本与祛邪解毒两方面的治法，从而形成培本固摄解毒这一中医肿瘤防治的基本法则，发挥全面的抗肿瘤、抗转移作用。

第六章　健康档案的建立与管理

第一节　居民健康档案概念与背景

社区居民健康档案与以疾病为中心的病史记录有着本质的区别。在生物医学模式下，健康档案更多的是在诊疗活动过程中，对患者现病史、既往史、主诉症状、体征及实验室检查结果进行记录，主要表现形式为门诊病历、住院病历等，以解决疾病的诊断和治疗为主要目的。而以人的健康照顾为中心的社区居民健康档案，则要规范地记录与个体与家庭健康问题有关的详细资料，包括生物、心理、社会因素对健康的影响以及预防、治疗、保健、康复一体化卫生服务的全部过程，是社区居民健康与疾病状态的持续、完整和专业的记录。

居民健康档案是以居民个人健康为核心的，贯穿整个生命过程的，涵盖各种健康相关因素，实现信息多渠道动态收集，满足居民自身需要和健康管理的信息资源。

一、建立居民健康档案背景

1968 年美国的 Weed 等首先提出以问题为导向的健康档案记录方式（problem oriented medical record，POMR），要求医生在医疗服务中首先以个体健康问题作为导向，这是居民健康档案的雏形。目前，世界上许多国家和地区都已经采用了建立居民健康档案的基本方法。

2009 年我国卫生部公布了《卫生部关于规范城乡居民健康档案管理的指导意见》，指出了建立城乡居民健康档案的工作目标。从 2009 年开始，居民健康档案在全国逐步统一建立，并实施规范管理。

二、居民健康档案服务对象、内容及流程

2011 年，卫生部出台了《国家基本公共卫生服务规范》，明确指出居民健康档案的服务对象、内容、流程以及相关表格范例。

1. 服务对象

辖区内常住居民，包括居住半年以上的户籍及非户籍居民。以 0 ~ 6 岁儿童、孕产妇、老年人、慢性病患者和重性精神疾病患者等人群为重点。

2. 具体内容

包括个人基本信息、健康体检、重点人群健康管理记录和其他医疗卫生服务记录。

（1）个人基本情况：包括姓名、性别等基础信息和既往史、家族史等基本健康信息。

（2）健康体检：包括一般健康检查、生活方式、健康状况及疾病用药情况、健康评价等。

NOTE

（3）重点人群健康管理记录：包括国家基本公共卫生服务项目要求的0~6岁儿童、孕产妇、老年人、慢性病和重性精神疾病患者等各类重点人群的健康管理记录。

（4）其他医疗卫生服务记录：包括上述记录之外的其他接诊、转诊、会诊记录等。

3. 服务流程

包括确定建档对象流程（图6-1）和居民健康档案管理流程（图6-2）

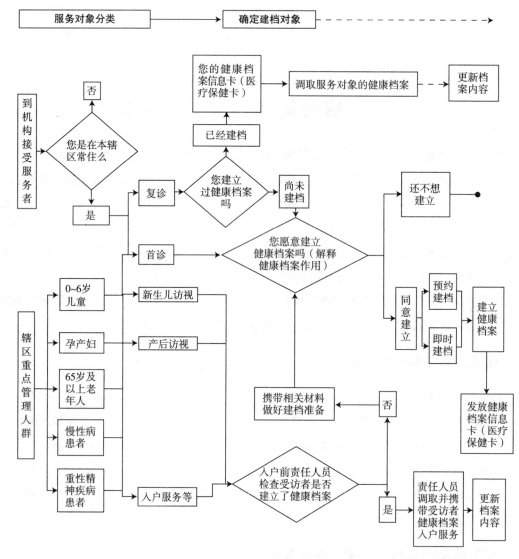

图6-1　确定建档对象流程图

三、居民健康档案的特点

1. 居民健康档案内容全面

居民健康档案能记载居民平时生活中与健康相关的点滴信息，记录病史、病程、诊疗情况，医生可以在任何时间、任何地点，随时随地收集、提取居民的健康信息，快速全面地了解情况，以资料的前瞻性、保密性、客观性、准确性、基本项目动态性和逐步完善为原则，完成以居民健康为中心的信息集成。

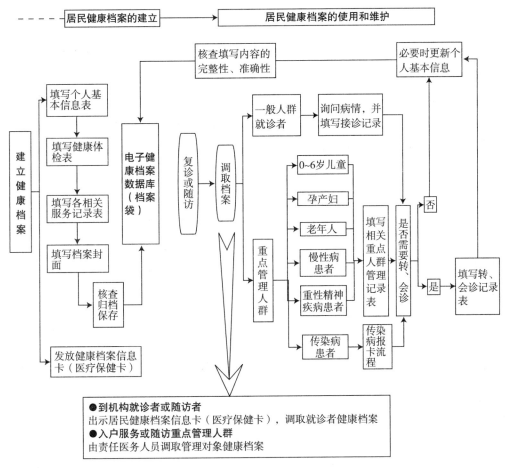

图 6 - 2　居民健康档案管理流程图

2. 居民健康档案使用广泛

居民健康档案能在广域网环境下实现信息传递和资源共享，能在任何时间、地点为任一授权者提供所需要的基本信息。患者无论到哪家医院就诊或体检，都能提取到自己以往的健康档案。电子健康档案和计算机信息系统可以为会诊提供诊断和治疗的依据，更有利于上下级医院的信息交流，提高基层医院的医疗水平。这些都大大提高了档案的利用效率。

3. 居民健康档案检索方便

居民健康档案具有特殊的数据格式和集中的存储形式，可以迅速检索、查询、调用、处理各种诊疗信息，为临床、教学、科研提供大量集成资料，为信息资源共享和交流提供平台，为统计分析、卫生管理提供全面可靠的资料。

4. 居民健康档案存储简易

居民健康档案能够存储社区居民健康的全部信息体系和备份方案，能实现大量存储和实时存取的统一，占用空间小，保存容量大，并可以永久保存。

5. 为突发性、传染性、多发性疾病提供资料

居民健康档案可以直接、快速、准确地为突发性、传染性、多发性病提供资料。如非典期间，如果可以从居民健康档案中提取非典型肺炎所具有的相关症状特点，就能够得到启发，寻找规律，为疾病的诊断和治疗提供证据。

NOTE

四、建立居民健康档案的意义

居民健康档案是有关居民健康信息的系统化文件，是社区卫生服务工作中收集、记录社区居民健康信息的重要工具，是社区顺利开展各项卫生保健工作，满足社区居民预防、医疗、保健、康复、健康教育、生育指导"六位一体"的卫生服务需求及提供经济、有效、综合、连续的基层卫生服务的重要保证。为了解社区居民主要健康问题和卫生问题的流行病学特征，为筛选高危人群，开展疾病管理，采取针对性预防措施等奠定了基础。

五、居民健康档案的分类

居民健康档案按照涉及的内容大体可分为3类，即个人健康档案、家庭健康档案和社区健康档案。个人健康档案在全科医疗中最为重要，应用频繁，使用价值高。家庭健康档案则应根据实际情况，建立和使用的形式不要求完全一致，但却是社区卫生服务以家庭为单位的照顾这一全科医学专业特色的体现。社区健康档案主要用以考核医师对其所在社区的居民健康状况与社区资源状况的了解程度，考查全科医生在病人照顾中的群体观点。

第二节　个人健康档案

个人健康档案是指一个人一生（从出生到死亡）的健康状况发展变化及其所接受的各项卫生服务记录的总和。个人健康档案主要由社区（全科）医生负责建立，其内容主要包括个人健康问题记录、周期性健康检查记录，以及辅助检查记录、会诊和转诊记录、住院记录、长期用药记录、特殊人群保健记录、慢性病随访记录等。其中个人健康问题记录和周期性健康检查记录为重点，分别以问题为导向和以预防为导向进行记录，并以表格的形式出现。

一、个人健康问题记录

通常将患者的相关资料按问题归类，以问题为导向来记录患者的健康发展变化及诊断治疗等，直至解决问题。内容包括患者的基本资料、问题目录、问题描述、病情流程表等。

1. 基本资料

一般包括社会基本信息如出生年月、性别、民族、文化程度、职业、婚姻状况、社会经济状况等；行为资料如吸烟、饮酒、饮食习惯、运动、就医行为等；临床资料如既往史、家族史、生物学基础资料、免疫接种记录、周期性健康检查记录、心理评估等（表6-1）。

表6-1　个人基本信息表

姓名：_____　　　　　　　　　　　　　编号□□□-□□□□□

性　别	0 未知的性别　1 男　2 女　9 未说明的性别　□		出生日期	□□□□ □□ □□
身份证号			工作单位	
本人电话		联系人姓名	联系人电话	
常住类型	1 户籍　2 非户籍　　　　□	民　族	1 汉族　2 少数民族_____	□
血　型	1 A型　2 B型　3 O型　4 AB型　5 不详/RH 阴性：1 否　2 是　3 不详			□/□

续表

文化程度	1 文盲及半文盲　2 小学　3 初中　4 高中/技校/中专　5 大学专科及以上　6 不详	□
职　　业	1 国家机关、党群组织、企业、事业单位负责人　2 专业技术人员　3 办事人员和有关人员　4 商业、服务业人员　5 农、林、牧、渔、水利业生产人员　6 生产、运输设备操作人员及有关人员　7 军人　8 不便分类的其他从业人员	□
婚姻状况	1 未婚　2 已婚　3 丧偶　4 离婚　5 未说明的婚姻状况	□
医疗费用支付方式	1 城镇职工基本医疗保险　2 城镇居民基本医疗保险　3 新型农村合作医疗　4 贫困救助　5 商业医疗保险　6 全公费　7 全自费　8 其他	□/□/□
药物过敏史	1 无　有：2 青霉素　3 磺胺　4 链霉素　5 其他_____	□/□/□/□
暴　露　史	1 无　有：2 化学品　3 毒物　4 射线	□/□/□

既往史	疾病	1 无　2 高血压　3 糖尿病　4 冠心病　5 慢性阻塞性肺疾病　6 恶性肿瘤_____ 7 脑卒中　8 重性精神疾病　9 结核病　10 肝炎　11 其他法定传染病　12 职业病_____ 13 其他_____ □ 确诊时间　　年　月/　□ 确诊时间　　年　月/　□ 确诊时间　　年　月 □ 确诊时间　　年　月/　□ 确诊时间　　年　月/　□ 确诊时间　　年　月	
	手术	1 无　2 有：名称 1 _____时间_____/ 名　称 2 _____时间_____	□
	外伤	1 无　2 有：名称 1 _____时间_____/ 名　称 2 _____时间_____	□
	输血	1 无　2 有：原因 1 _____时间_____/ 原　因 2 _____时间_____	□

家族史	父　亲	□/□/□/□/□/□_____	母　亲	□/□/□/□/□/□_____
	兄弟姐妹	□/□/□/□/□/□_____	子　女	□/□/□/□/□/□_____
	1 无　2 高血压　3 糖尿病　4 冠心病　5 慢性阻塞性肺疾病　6 恶性肿瘤　7 脑卒中　8 重性精神疾病　9 结核病　10 肝炎　11 先天畸形　12 其他			

遗传病史	1 无　2 有：疾病名称_____	□
残疾情况	1 无残疾　2 视力残疾　3 听力残疾　4 言语残疾　5 肢体残疾　6 智力残疾　7 精神残疾　8 其他残疾_____	□/□/□/□/□/□

生活环境	厨房排风设施	1 无　2 油烟机　3 换气扇 · 4 烟囱	□
	燃料类型	1 液化气　2 煤　3 天然气　4 沼气　5 柴火　6 其他	□
	饮水	1 自来水　2 经净化过滤的水　3 井水　4 河湖水　5 塘水　6 其他	□
	厕所	1 卫生厕所　2 一格或二格粪池式　3 马桶　4 露天粪坑　5 简易棚厕	□
	禽畜栏	1 单设　2 室内　3 室外	□

2. 问题目录

一般包括主要问题目录（表 6-2）和暂时性问题目录（表 6-3），前者主要是慢性及尚未解决的问题，后者多是急性、短期、自限性问题。所记录的问题可以是无法解释的症状、检查结果等，也可以是社会、心理、行为等问题。问题目录以表格形式来记录问题的编号、名称、发生时间、诊断时间、处理措施及处理结果等，并在问题得到确认后，按发生的先后顺序逐一记入表中。问题目录是对能够影响患者健康的异常情况的总结。

表 6-2　主要问题目录

序号	发生日期	问题名称	解决日期	问题进展情况
	年　月　日		年　月　日	
	年　月　日		年　月　日	
	年　月　日		年　月　日	

NOTE

表 6 – 3　暂时性问题目录

序号	问题名称	发生日期	就诊日期	症状、体征	治疗与指导意见
		年　月　日	年　月　日		
		年　月　日	年　月　日		
		年　月　日	年　月　日		

3. 问题描述及问题进展记录

一般以"S – O – A – P"的形式对问题表中的每一个问题依序号逐一进行描述（表 6 – 4）。

患者的主观资料 S（subjective data）：由患者提供，主要包括主诉、症状、现病史、既往史、家族史等，尽量使用患者的语言进行描述，不要加入医生的主观看法。

客观资料 O（objective data）：是医生在诊疗过程中观察到的患者的资料，包括体检所见的体征、实验室检查、X 线检查等资料以及患者的态度、行为等。

评估 A（assessment）：包括诊断、鉴别诊断与其他问题的关系、问题的轻重程度及预后等。评估是 SOAP 中最重要、最难的一部分。

计划 P（plan）：是针对问题提出的解决方案，每一问题都应制订相应的计划，包括诊断计划、治疗计划、患者指导等。

表 6 – 4　SOAP 书写范例

记录时间	序号	问题名称	问题描述（S – O – A – P）
2010. 1. 12	1	慢性支气管炎急性发作	S：间断咳嗽、咯痰 5 年，加重 5 天。否认冠心病、高血压病、糖尿病、肺结核病史。每到冬春季节气候变化，受凉后即可发作。每次持续时间 3 个月左右，待天气转暖，症状明显缓解 O：T 36.4℃，P 86 次/分，R 20 次/分，BP 125/80mmHg 听诊双肺呼吸音粗，未闻及干湿啰音。心音有力，律齐，各瓣膜听诊区未闻及杂音。腹平软，肋下肝脾未触及。双下肢无浮肿。胸片：双肺纹理增强 A：发病与受凉有关，每次发病持续 3 个月，已连续发病 5 年；听诊双肺呼吸音粗，未闻及干湿啰音。故可诊断为慢性支气管炎。应给予抗炎、止咳、化痰等治疗 P：药物治疗：乙酰半胱氨酸泡腾片，1 片，2 次/日，口服 　　　　　　橘红口服液，10ml，3 次/日，口服 　　　　　　阿奇霉素，0.5g，2 次/日，口服 健康教育： （1）嘱病人注意保暖，防止受凉，多休息，多饮温水 （2）低盐，清淡饮食，忌食辛辣 （3）室内常通风，保持空气流通 （4）按时服药，观察病情变化
2010. 10. 26	1	慢性支气管炎急性发作	（继续以 SOAP 方式进行记录）

4. 病情流程表

病情流程表是以列表形式对一段时间内病情（或其他问题）的变化情况进行描述，包括症状、体征、检验、用药、行为等。除按表格记录病情流程外，也可按 SOAP 进行描述。通常在病情（或问题）发展一段时间后，将相关资料做成图表，对病情进行总结回顾，能够清楚地描述出病情的发展轮廓，方便及时掌握病情，修订治疗计划和患者教育计划等。病情流程表特别适用于有慢性病、特殊疾病的患者。

二、特殊人群保健记录

1. 儿童保健记录

记录对象为社区 0～6 岁以下儿童。内容包括一般情况、询问记录、体格检查记录、预防接种记录、缺点矫治及异常情况处理记录等。

2. 老人保健记录

记录对象为社区 60 岁以上的老人。内容包括生活习惯与行为、生活能力、体检记录、慢性病史等。

3. 妇女保健记录

记录对象为社区已婚妇女和 20 岁以上的未婚妇女。内容包括一般情况、围产期保健（妊娠情况、分娩情况、产后访视）、妇科检查记录等围婚期、围产期、围绝经期保健方面的相关内容。

三、其他医疗档案记录

1. 周期性健康检查记录

记录患者计划内的定期检查结果。包括血压测量、血液检查、尿液检查、乳房检查、钡餐或胃镜检查等健康普查和计划免疫等。

表 6－5　周期性健康检查记录表

项目 ＼ 日期		年　月　日	年　月　日	年　月　日	年　月　日
自我感觉		□良好 □一般 □不适	□良好 □一般 □不适	□良好 □一般 □不适	□良好 □一般 □不适
一般检查	身高				
	体重				
	血压				
	心				
	肺				
	肝				
	脾				
	其他				
化验、影像检查					
主要健康问题		未见异常（　） 1 2 3 4	未见异常（　） 1 2 3 4	未见异常（　） 1 2 3 4	未见异常（　） 1 2 3 4

续表

项目＼日期	年　月　日	年　月　日	年　月　日	年　月　日
保健指导				
负责医生				

2. 辅助检查记录

记录实验室检查、超声检查、X 线检查等项目名称、检查结果及结果描述。

3. 会诊和转诊记录

转诊是指将患者的部分照顾责任暂时转给其他医生；会诊是指为患者的问题请教其他医生。会诊和转诊是社区卫生服务的有效方式，通过全科医生与专科医生的协调合作，在社区其他卫生机构或人力的配合、帮助下，为患者提供连续、完整的卫生照顾。

4. 住院记录

记录医院名称、住院病历号、科别、诊断和处理及结果等。

5. 长期用药记录

记录建档人长期的、主要的用药名称、用量、用法、开始用药时间、用药后的不良反应以及变更情况等。

表 6-6　长期用药记录

序号	药　名	用药日期	剂量、用法	停止/变更日期	不良反应
		年　月　日		年　月　日	
		年　月　日		年　月　日	
		年　月　日		年　月　日	

6. 慢性病随访记录

记录社区居民慢性病发病情况，以建立主要慢性病随访监测制度，为实施慢性病干预措施提供依据。内容包括症状、体征、实验室检查、并发症、转诊、指导用药和不良行为、生活方式改变情况等。

第三节　家庭健康档案

家庭是个人生活的主要环境之一，直接影响到个人的遗传和生长发育，影响疾病的发生、发展、传播及康复。因此，家庭健康档案是居民健康档案的重要组成部分。全科医疗中的家庭健康档案包括家庭的基本资料、家系图、家庭生活周期等，是全科医生实施以家庭为单位的保健的重要参考资料。

一、家庭的基本资料

通常，收集和整理家庭基本资料是全科医生最常用、最简便的家庭评估方法。至于具体采用文字还是图表的形式，则可根据当地卫生机构的要求和医生的工作习惯而定。

（一）家庭基本资料的内容

包括家庭住址、人数及每位家庭成员的基本资料、建档医生和护士姓名、建档日期，以及家庭类型（核心家庭、主干家庭、联合家庭、单亲家庭、重组家庭、丁克家庭）、居住环境、健康信念等。资料信息必须真实可靠。

表6－7 家庭基本资料

家庭基本资料

建档日期：_____   建档医生_____   建档护士_____

家庭住址：_____

1. 家庭成员基本信息

序号	姓名	与户主关系	性别	出生日期	文化程度	职业	婚姻
1		户主					
2							
3							
4							
5							

2. 家庭类型：□核心家庭 □主干家庭 □联合家庭 □单亲家庭 □重组家庭 □丁克

3. 家庭居住条件与卫生设施

房屋类型：□楼房   □砖瓦平房   □其他   人均居住面积_____ m²

厨房排风设施：□无   □油烟机   □换气扇   □烟囱

饮水水源：□自来水   □井水   □河水   □其他

卫生厕所：□三格化粪池式 □双瓮漏斗式   □沼气池式   □水冲式

非卫生厕所：□马桶   □简易棚厕   □其他

燃料：   □天然气   □液化气   □煤炭   □沼气   □柴火   □其他

禽畜栏： □单设   □室内   □室外

垃圾处理：□垃圾箱   □袋装集中处理 □自行焚烧   □倒入河中   □其他

4. 月人均收入：□低保户   □小于500元   □500元以上   □1500元以上

5. 家庭摄盐、油情况：实际常住_____人，平均每月摄盐_____克，摄油_____克

（二）家庭基本资料的评估

1. 家庭名称、家庭地址和电话。

2. 家庭环境：包括家庭住所（地理位置、周边环境、居家条件）、近邻、社区服务状况等。

（1）家庭住所：住所的种类与构造不同，它代表着家庭的经济状况、社会地位、成就等，也能看出家庭的生活方式、文化背景及价值观等，对家庭住所的评估可以了解家庭环境卫生、意外危险发生、家庭活动空间等情形。

（2）近邻：近邻包括硬件环境与软件环境两方面，硬件环境部分主要指的是环境设施（住址、附近情况、空气、噪音、拥挤情形以及周围购物、文化设施和医院情况等），软件环境部分则指社会阶层、文化网络、价值观、犯罪率等。

（3）家庭与社区的关系：家庭如果能与社区建立良好关系，可以充分运用社会支持网络，在得到良好社区资源的同时，也有更多回馈社区的机会。

3. 家庭成员的基本情况：包括姓名、性别、年龄、家庭角色、职业、文化程度、婚姻状况、主要的健康问题、宗教信仰等。

4. 家庭经济状况：包括主要经济来源、年均收入、人均收入、年均开支、消费内容、年度积累、消费观念和经济目标等。

5. 家庭健康生活：包括家庭生活周期、家庭生活事件、主要生活方式、家庭健康观念、自我保健及利用卫生资源的方法、途径。

二、家庭生活周期维护记录

家庭生活周期，又称家庭生命周期。家庭生活周期遵循社会与自然的规律，经历了产生、发展和消亡的变化过程。全科医生可以根据家庭生活时间、家庭的各个阶段等来预见某些重要的家庭问题。

（一）家庭生活周期的特点

在家庭生活周期各阶段中出现任何重大生活事件，如搬迁、生育、患病、死亡等，不仅会对家庭系统及其成员的心理造成影响，还会对家庭成员的健康产生影响。全科医生在提供健康照顾的同时，除了掌握人体生长壮老已过程中的生理特点外，了解其所在家庭的发展特点是必要的。

（1）随时间而发生变化。

（2）有起点和终点。

（3）每个家庭都随着阶段发展而变化。

（4）每个阶段都存在其特定的发展问题。

（5）家庭生活周期存在正常的变迁和意外的危机。

（6）家庭生活周期是生物学、行为学以及社会程序的传递。

（二）家庭生活周期的记录

家庭生活周期的每个阶段都具有其特定的发展内容及相应的健康问题，随着家庭进入某一阶段而产生。全科医生需对每个家庭所处的阶段及存在的问题做出相应的判断和具体的指导。因此，全科医生还需要了解下列内容。

1. 单身

与原始家庭还存在着何种联系？他（她）的生活目标是什么？人生理想是什么？

2. 新婚夫妇

与原始家庭的关系存在什么改变？彼此间分享或不分享哪些内容（财产、价值观、情感等）？夫妻关系对时间、金钱、朋友、事业存在哪些影响？夫妻双方相互间的理解和期望是否契合？

3. 第1个孩子诞生

夫妻间的关系有哪些改变？如何分担对子女的照顾和责任？如何处理子女的行为以及对其有哪些限制？夫妻双方与其原始家庭的关系有哪些改变？

4. 有学龄期儿童的家庭

如何适应子女的学校生活？夫妻双方如何分担孩子的学习管理问题？婚姻关系有哪些变化？哪些活动会以家庭为单位参加？

5. 有青春期子女的家庭

子女如何在责任与自由、依赖与独立之间取得平衡？彼此间是否讨论过性的问题（青春期的性以及配偶彼此间的性）？夫妻双方与其原始家庭的关系有哪些改变？如何进行孩子的人生观、价值观等教育问题？

6. 子女离家的家庭

家庭角色有哪些变化？父母与子女间存在哪些联系？夫妻间的婚姻关系有哪些改变？如何进行子女的教育与管理？

7. 中年期

夫妻过去用于承担父母任务的时间现在如何打发？家庭中有哪些失落（成员、角色）？家庭中有哪些问题（健康、婚姻关系、独立性等）？有哪些生理改变发生？

8. 老化的家庭

如何适应退休后的生活？对于老年的需要都做了哪些准备？家庭中有哪些问题（健康、婚姻关系、独立性等）？有哪些生理改变？

在实际生活中，并不一定每个家庭都会完整经历上述 8 个阶段，家庭周期可能在任何阶段开始或结束。

第四节　社区健康档案

社区健康档案是记录社区基本资料、社区卫生资源、社区卫生服务状况、社区健康状况等的系统化材料，它为社区卫生工作人员提供系统、完整的健康相关数据，帮助社区工作人员掌握所在社区群体的健康状况，了解社区主要人群主要健康问题的流行病学特征，为筛选高危人群，开展疾病管理，采取针对性的预防措施打下基础。

社区健康档案的数据信息，采用卫生行政部门统一编制的健康档案格式和社区卫生服务信息管理系统，以实现对社区居民健康信息的动态管理和在辖区范围内的信息交换与共享，为社区卫生服务的进一步完善提供保障，是了解社区卫生状况、确定社区主要卫生问题及制订社区卫生规范的重要依据。全科医生可根据社区健康档案中所收集的资料进行社区居民健康需求评价，最终达到以社区为导向进行整体性、协调性医疗保健服务的目的。

一、建立社区居民健康档案的意义

1. 掌握居民的基本情况和健康现状

系统完整的健康档案可为全科医生提供病人全面的基础资料，是全科医生全面了解病人及其家庭问题、社区卫生服务状况、社区居民健康状况等内容，做出本社区的正确临床决策及制订卫生保健计划的重要基础。

2. 为解决社区健康问题提供资料

社区居民健康档案能够为开展全科医疗服务、解决社区居民主要健康问题提供依据，以更有效地配置卫生资源。通过分析社区居民的疾病谱和病死谱，可以帮助社区居民制订具有针对性的卫生服务计划，利用一切可以利用的资源，为其提供系统的、连续的卫生服务。

3. 为全科医学教育和科研提供数据

完整、系统的健康档案记录是医生继续教育的重要资料。对社区居民以问题为中心的健康记录，具有连续性、逻辑性，为前瞻性和回顾性研究居民健康状况、探讨危险因素提供了理想的资料，也有利于培养医学生临床思维和处理问题的能力。

4. 为评价社区卫生服务质量与水平提供依据

全科医疗健康档案记录的内容和形式可克服以往门诊病历简单、不规范、医疗及法律效力差等缺点，成为基层全科医疗服务领域内重要的医疗法律文书，为评价社区卫生服务质量与水平提供依据。

5. 为预防医学的实施提供信息

科学、规范地收集居民健康信息、社区人群健康状况及其行为危险因素，掌握居民慢性病发病情况及其影响因素，为开展三级预防，提高居民健康水平，实现基本公共卫生服务覆盖城乡居民，促进基本公共卫生服务逐步均等化提供依据。

二、社区居民健康档案的内容

社区健康档案包括社区基本资料、社区卫生服务资源、社区卫生服务状况和社区居民健康状况，各社区的相关档案常用各种表格记录。

（一）社区基本资料

1. 社区的自然环境状况

包括社区所处的地理位置、范围、自然气候及环境状况、卫生设施和卫生条件、水源、交通情况、宗教及传统习俗等。不同社区的自然状况可能存在着很大区别，影响社区居民的危险因素也会有所不同，导致社区存在的卫生问题亦不同。社区健康档案中，这部分资料可以用社区地图的形式来表示，可直观显示村庄或居民区分布、人口数量、社区机构的名称等，还可以在地图上用不同符号标明每个医疗单位的管辖范围、相互关系、负责人姓名、医生人数、服务人口数及距离等资料。

2. 社区的经济和组织状况

社区经济状况包括社区居民的人均收入、消费水平和社区的各种组织机构，尤其是与全科医疗服务相关的一些组织和机构，如街道办事处、居民委员会、健康促进会、志愿者协会等。社区经济状况可以直接影响社区人群工作和生活的环境、人群的饮食结构和饮食习惯，也可以影响社区医疗卫生服务的状况，是社区开发和支持全科医疗卫生服务的重要参考因素。社区组织机构对社区服务工作的开展起着策划、组织、管理、协调的作用。了解社区的经济和组织状况对全科医生开展社区健康促进和进行慢性病管理等服务会大有帮助。

3. 社区文化状况

包括社区文娱活动、社区公益活动、社区宣传活动等。社区文化状况可以直接影响人群的心理状态、对各种信息的收集、人群的生活方式和生活习惯、人群的就医行为和就医习惯以及全科医生提供医疗卫生服务的内容和途径。

4. 社区动员潜力

指社区内可以被动员起来参与和支持社区居民健康服务活动的人力、物力和财力资源。通常这些资源是要靠全科医生或相关人员来发现或开发的。

社区基本资料的收集，有利于全科医生了解其所服务社区居民的健康状况，对全科医生的个体化病人服务或群体服务具有较为重要的意义。

（二）社区卫生服务资源

包括社区的卫生服务机构和卫生人力资源状况两部分。

1. 社区卫生服务机构

指社区内现存的、直接或间接服务于社区居民的专业卫生机构。包括①医疗保健机构，如医院、保健所、防疫站、私人诊所等；②福利机构，如福利院、敬老院等；③医疗教育机构，如医学院校，护士学校等。全科医师对这些机构的了解，有利于为病人提供协调性服务，也利于全科医生向同行进行业务咨询，充分利用社区内资源，从而形成较为强大的社区医疗卫生服务的网络。

2. 社区卫生人力资源

是指在社区中各类医务人员及其他卫生相关人员的数量、年龄结构、职称结构和专业结构等。以上资料可以用图或表来反映。

（三）社区卫生服务状况

社区卫生服务状况包括一定时期内的病人就诊原因分类、常见健康问题的种类及构成、门诊量和门诊疾病种类及构成、转/会诊病种及转至单位和科室、转/会诊人次、转/会诊率及转/会诊的原因和适宜程度分析等。其次，家庭病床数、家庭访视人次、家访原因、家庭问题分类及处理情况、住院情况统计，包括住院率、患病种类及构成、住院的时间等均属社区卫生服务状况范畴。

（四）社区居民的健康状况

社区居民的健康状况包括社区的人口学资料、社区患病资料、社区死亡资料及社区居民患病的危险因素调查及评估等。

1. 社区人口学资料

包括社区的总人口数、年龄性别构成、职业、负担人口比例、教育程度、文化构成、婚姻构成、出生率、死亡率、人口自然增长率、平均寿命、种族特征等内容。此类资料可用表格的形式来反映。

（1）人口数量：人口数量是反映社区居民健康状况的重要指标，是规划社区卫生服务及确定卫生政策的重要依据。国际上统计人口数量的方法有两种：一是实际制，只计算调查时某地实际存在的人数（包括临时在该地的人）；二是法定制，只计算某地的常住人数。我国人口普查采用法定制。在非普查年，人口的计算取相邻两年年末（12月31日）人口平均值。全科医生可以在当地村委会、居民委员会或派出所获得本项资料。

（2）人口构成：社区人口构成可以按性别、年龄、文化、职业等进行分类计算，其中最基本的是人口的性别年龄构成。两者可以结合起来，用人口金字塔表示（塔底为男女人口数或构成比，通常5岁为1组）。此外负担人口数也是反映社区人口构成的一项重要指标。

2. 社区患病资料

包括社区人群的发病率、患病率、社区疾病谱、病死率及残疾率等内容。

（1）发病率：社区人口某病发病率是指社区在一定时期内（通常是一年）某种疾病新发病人数与同期社区平均人口数之比。

（2）患病率：社区人口患病率是指社区在某时点或某时期内，被检人数中的现有病例数，分为时点患病率和时期患病率。

（3）疾病谱：社区内各种（类）疾病的病例数占社区全部病例数的构成比，按由高到低排列即为社区疾病谱，可以反映社区居民健康的主要问题，为制订重点疾病预防计划提供依据。

3. 社区死亡资料

常用的死亡指标有死亡率、社区死因谱、死因构成、婴儿死亡率、特殊人群死亡率、社区死因顺位等。全科医生可以根据具体情况统计以上资料。

（1）死亡率：社区人口死亡率是指社区在一定时期内（通常是一年）死亡人数与同期社区平均人口数之比。

（2）死因构成：是指某类原因死亡数占总死亡数的百分比。

（3）死因谱：是指将社区居民的死亡原因进行分析，根据各种死因构成情况排出顺位，即得出死因谱。各类死因构成按由高到低排列即为社区死因谱，根据死因顺位次序，可以了解社区主要死亡原因，为制订预防保健重点措施提供依据。

4. 危险因素调查及评估

通过问卷调查、个人健康档案资料的积累或其他形式收集的社区人群中危险因素（饮食习惯、缺乏锻炼、紧张的工作环境、疾病年龄及性别、职业分布、生活压力事件、人际关系紧张、就医行为、获得卫生服务的障碍等）的情况，来分析该社区居民健康危险因素评估结果。其目的主要是用客观数据来提示患者，激励其改变不健康的生活方式和行为。

表6-8　社区居民文化构成

文化程度	男性		女性		合计	
	人数	百分比	人数	百分比	人数	百分比
文盲						
小学						
初中						
高中						
大专以上						
合计						

表6-9　社区居民家庭构成

家庭类型	户数	构成比
单亲家庭		
核心家庭		
主干家庭		
联合家庭		
其他		
合计		

表 6 – 10　社区人口年龄、性别构成比

年龄	男性		女性		合计	
	人数	百分比	人数	百分比	人数	百分比
0 ~						
1 ~						
11 ~						
21 ~						
31 ~						
41 ~						
51 ~						
61 ~						
……						
合计						

表 6 – 11　社区卫生服务资源一览表

机构名称	服务项目	技术人员人数						联系人	联系方式
		主任医师	副主任医师	主治医师	住院医师	护理人数	医技人数		

表 6 – 12　社区婚姻状况构成表

婚姻状况	男性		女性		合计	
	人数	%	人数	%	人数	%
未婚						
已婚、再婚						
离婚						
丧偶						
合计						

表 6 – 13　社区医疗卫生服务情况一览表

门诊工作	门诊量＿＿＿＿人次/日	
	常见问题	
	常见病种	
住院治疗	数量＿＿＿＿人次/日	
	常见病种	
	诊断正确率	
	治愈率	
	病床周转率	

续表

转诊	转诊率	
	常见病种	
预防工作	次数	
	内容	
	受益人数	
	效果	
卫生教育	次数	
	内容	
	受益人数	
	效果	

表 6-14　社区医疗卫生服务潜力情况一览表

居住在本社区的社区外医疗机构卫生机构人员情况	专业	人数	社区内经济效益好的企业情况	名称	总值	对医疗卫生工作的态度
经济收入较高家庭情况____元/人	数量	对医疗卫生工作的态度	慈善福利机构情况	数量	对医疗卫生工作的态度	
从事与医疗卫生工作有关的企业情况	名称	与医疗卫生工作有关的产品种类	对医疗卫生工作的态度			

第五节　居民健康档案管理

居民健康档案管理包括档案的建立、归档、使用三个方面。居民健康档案信息是不断变化的、动态的信息，建立和用活健康档案是提高社区卫生服务质量的重要途径。居民健康档案的建立是一项长期的、系统的工作，建立系统、完整的居民健康档案并科学地保管，是充分利用居民健康档案的基础。为了保证档案信息的规范性和有效性，从建档到归档保管全过程都要进行科学的管理，避免重复登记、重复检查造成资源浪费。

一、健康档案的常规管理

社区居民健康档案包括个人、家庭和社区健康档案，其建立方法应因时因地制宜，保证档案的合理使用和实现资源共享。个人健康档案的建立，一种是全科医生在门诊工作中为前来就诊的个体病人建档，另一种是通过调查活动突击进行。家庭健康档案的建立方式，一是通过社区调查，给每一户建立家庭基本资料；二是在个人健康档案中纳入家庭基本资料，如家庭基本情况，家庭生活周期、家系图、家庭成员基本情况等项目，对存在家庭问题的，应记录家庭主要问题目录、SOAP 描述及随访观察记录，必要时进行家庭功能评估。社区健康档案主要来自社区调查，部分资料可来自卫生行政部门、政府部门、公安部门、居委会等，也可来自居民反映、社区筛查，以及通过分析整理个人和家庭健康档案而得。

（一）健康档案建立过程中的管理

1. 遵循的原则

（1）科学性原则：建立居民健康档案必须与全科医学的学科要求和健康档案体系的特有规律相吻合。因此，居民健康档案的内容和形式上都应该有利于全科医疗，从全科医疗的角度提供一种以个人为中心、以家庭为单位、以社区为范围的，连续性、综合性、协调性、可及性、个体化、高素质的基层医疗服务。为使健康档案体现全科医疗这一宗旨，健康档案的内容应与全科医疗的具体实施密切配合。健康档案建立的合理性对全科医疗服务、全科医学教育和科研工作都具有科学价值。因此，健康档案建立的科学性是居民健康档案存在和发展的基础。

（2）实用性原则：居民健康档案在全科医疗的具体实施中必须具有较强的应用价值。居民健康档案在建立的时候，必须认真研究全科医学对于居民健康档案的严格界定、全科医疗对于居民健康档案的具体要求及我国基层医疗卫生服务现状对于居民健康档案的客观制约等，这样才能使建立的居民健康档案符合我国基层医疗卫生服务的具体国情，具有高度的实用性，有利于推动全科医学的学科发展，满足全科医疗的实际需要。

（3）规范性原则：居民健康档案不是一个封闭的医疗资料文件系统，而是一个服务于医疗、教学、科研任务的开放的医疗文件资料体系，是一个承担着交流、传递、评价全科医疗服务状况的文字载体。所以，居民健康档案在内容和形式上都必须具有高度的规范性，只有这样，居民健康档案才能用于资料交流、信息传递，并成为评价医疗服务水平和质量的依据。

（4）逐步完善的原则：居民健康档案中的内容，有些通过短期观察和了解就可做出定论，如家庭环境、家庭成员的基本情况等；而有些比较复杂，需要长期观察、分析和综合，才能做出全面、正确的判断，如社会适应状态、家庭关系印象、人格特征等。另外还有一些资料，只有当全科医生与病人或家庭建立了非常亲密的关系时，才能了解到。因此，建立系统、完整的健康档案需要一个逐步完善的过程，全科医生应积极主动地发现居民及其家庭的有关健康问题，不断收集资料，丰富档案的内容。

（5）资料收集前瞻性原则：健康档案记录的重点应是过去曾经影响、目前仍在影响、将来还会影响个人及家庭健康的问题及其影响因素等内容。健康档案资料的重要性，有时并非当下就能认识到，而是随着病人或家庭所面临问题的变化而变化。因此，在描述某一问题时，应遵循前瞻性原则，注意收集与问题密切相关的信息资料，并及时更新和保存，以增加健康档案的参考价值。

（6）客观性和准确性原则：健康档案资料的客观性和准确性是长期保存、反复使用的价值所在。在收集资料时，全科医生要以严肃、认真、科学的态度进行规范操作。全科医生在接受病人或家庭其他成员提供的主观资料的同时，应通过多次的临床接触深入了解病人及其家庭，并通过家访和社区调查获得更多客观准确的资料。

（7）保密性原则：居民健康档案中可能涉及个人隐私问题，应充分保障当事人的权利和要求，不得以任何形式向无关人员泄露。健康档案在社区卫生服务的使用过程中，应实行分级管理，为不同人员建立不同级别的权限。

2. 健康档案建立过程中的相关规定

（1）建档范围：卫生部要求从 2009 年开始，逐步在全国统一建立居民健康档案，并实施规范管理。定期为 65 岁以上老年人做健康检查，为 3 岁以下婴幼儿做生长发育检查，为孕产妇做产前检查和产后访视，为高血压、糖尿病、精神疾病、艾滋病、结核病等人群提供慢性病的防治指导服务。

（2）建档对象：以家庭为单位，户籍人口（实际应该是凡在该地居住半年以上、15 岁以上者）均为健康档案的建档对象，实际居住至建档之日不满半年或临时居住的外来人员暂不予建档。

（3）档案记录：居民健康档案要求内容真实、客观、准确，资料填写规范、认真，字迹清楚可读，采用 SOAP 记录方式（世界家庭医生学会推荐）。居民就诊时，医务人员要认真书写，按规定格式要求完整记录相关档案资料，并发给居民全科医学就诊卡。会诊时，由经治医生调档、记录有关会诊情况。转诊或住院时，事后要及时将有关转诊、住院期间的问题、处理经过及结果等录入健康档案。从而保证健康档案对服务对象所有的医疗护理资料都能够做到系统、完整、连续性的记录，使档案具有较高的利用价值。

（二）健康档案归档过程中的管理

为便于集中统一管理健康档案，需要建立一整套与居民健康档案的建立、保管、使用、保密等有关的，可行的、规范化的、科学的管理制度，完善相应的设备，配备专职人员，妥善保管健康档案。健康档案归档一般以家庭为单位，每个家庭建立一个档案袋，标明家庭档案编号、户主姓名、家庭住址，内装有家庭成员的个人健康档案，并填写个人编号。社区卫生服务站可与当地派出所取得联系，获取居民名册，再按楼栋逐一编排家庭档案号，还可按汉语拼音顺序编写个人健康档案的姓名索引。

居民健康档案一般应集中存放在乡镇卫生院、社区卫生服务站/中心，或全科医疗门诊部。各社区卫生服务站应在全科诊疗室或护士接诊室设有专门的档案柜，将健康档案按编号放置在档案柜中，以便查找，并指定专人管理，保证安全完好。

社区健康档案的内容一般每年须添补或更新一次，整理分析的结果应予以公布并张贴，以便于相关指标的动态比较，对其中的一些动态指标最好设置成活动专栏，以便更换。社区卫生状况每年须进行一次全面评价，总结成完整的社区诊断报告并保存，以考核全科医生的社区工作业绩，也是教学和科研最好的资料。

如果使用电子病历系统，必须设置审计跟踪功能，使所有访问和更改资料的操作者进行记录或认可，没有得到允许的人不应随便进入计算机记录系统，更不能做任何修改。关于电子病历的易于修改和泄露，目前仍缺乏法律保障。

（三）健康档案使用过程中的管理

1. 利用计算机管理提高健康档案的利用率

居民健康档案是开展全科医疗工作的工具，也是教学、科研不可忽视的宝贵资料。在条件允许的情况下，应建立计算机控制中心，必要时建立局域网，为社区的每一位医生配备终端机，方便使用，提高健康档案资料的利用率。

2. 向建档居民发放全科医疗就诊卡

为使居民健康档案的使用更加方便，可以向建档居民发放全科医疗就诊卡，上面注明家庭健康档案和个人健康档案编号。居民在每次就诊时必须携带全科医疗就诊卡，接诊护士按卡号提取所需档案，交给全科医生，医生利用就诊卡提取对应的健康档案，获得关于病人及家庭的健康信息，并记录本次就诊过程时所发现的健康问题和处理情况。

3. 注意健康档案使用的安全性

健康档案属于居民的私人财产，应只对个人及健康照顾者开放。未经患者本人许可，其他人员不得阅览或拿取，以防泄露患者的隐私。在病人需要转诊或会诊时通常只书写转诊或会诊单，十分必要时，才把相关的原始资料转交给接诊医生，用完后交还，妥善保管。

健康档案记载的健康资料丰富而完备，不仅可以作为医学生和医生教学、科研的参考资料，而且也是流行病学和临床医学研究、卫生服务研究及其他相关问题研究的基础资料。未经其本人同意，不得用于科研发表、专利申请或其他经营活动，也不可片面理解其中信息，用个别病例特征代替一般规律，误导其他患者。

居民健康档案必须保证其具有法律效力，因此在建立健康档案时，要考虑法律对记录内容严谨程度的期望。全科医疗健康档案记录了居民从出生到死亡的健康情况，应保证记录的真实性、可靠性、完整性、连续性，并按法律要求保存档案至病人死后若干年。如果使用电子病历记录形式，更要考虑具体的法律规定和资料的安全性、隐私性等。

二、计算机在健康档案管理中的应用

电子健康档案（electronic healthcare record，EHR）是对人们健康相关活动的电子化记录，不仅包括人们接受医疗服务的记录，还包括免疫接种、接受保健服务、参与健康教育活动的记录等。美国医学档案研究院 P. Waegemann 对 EHR 曾做出如下定义："EHR 是存储于计算机中的、加有个人标识的、个人相关卫生信息的集合。"电子健康档案包括居民的基本信息、过敏史、既往史、个人史、月经及生育史（女），家族遗传病史以及历次体检和就医情况，并与各医院实现联网。

EHR 在国外大多数全科医疗诊所中已经得到不同程度的使用。全科医生可以通过计算机记录病人及其家庭的初始注册资料，甚至记录病人及其家庭成员所有临床资料。随着信息科技的进步，计算机在国内医院管理中的应用越来越普及，目前各级医院大都建立了不同种类的医疗信息管理系统，计算机在基层医疗中应用，有利于全科医生进行社区健康管理、健康档案管理和医疗服务记录。

2009 年 5 月 19 日，卫生部网站刊登了《卫生部关于印发〈健康档案基本架构与数据标准（试行）〉的通知》。这是我国首次发布居民健康档案的基本架构与数据标准，标志着我国在卫生信息化标准建设方面取得重大突破。但目前我国计算机应用于全科医疗服务还处于初始和研究阶段，电子化医疗记录的内容和方法还有待于在使用中得到进一步开发、统一和完善。

（一）电子健康档案系统的优点

随着医学的发展与医疗科技的进步，以及全科医疗服务特有的医学模式，健康档案中需要保存的资料越来越多，以满足相关各部门之间的交流和教学科研的需要。计算机化的健康档案系统有以下优点。

1. 操作更简便和快捷

电子健康档案不需要人工调阅，存取快捷，还能通过计算机网络跨越时空直接查阅，如住院登记、开处方、化验单、转会诊、处方计价与付费、获取检验结果等，都无须医生等候和病人穿梭排队。

2. 灵活的输出功能

电子健康档案是以数据库、图、表等形式存储于资料库中，呈现资料时可以以各种形式的输出结果，甚至图、文、声并茂。

3. 多用户功能

可以拥有多个使用者，基本资料只需一次录入，避免了诊断、治疗、护理预防、康复和行政管理等重复记录内容，使简化操作，工作效率提高。

4. 计算机统计及存储功能

可以随时或定期产生各种统计报表，也可以通过相关统计软件，统计出诊所医疗服务的相关资料；能将病历资料中基层医疗国际分类（ICPC）编码转换为 ICD 编码，方便统计社区病人的就诊原因分类、病人健康问题分类以及医生干预内容的分类等资料。能实现大量存储和实时存取的统一，并能永久保存。

5. 决策辅助功能

可以在诊断治疗方面提供相关的信息，以帮助全科医生做出诊断和处理。如疾病的相关资料、治疗原则、药物过敏、药物交互作用等。还可借助于计算及网络，传输动态图像和图片，实现计算机远程会诊和远程干预。

6. 随访提醒功能

利用计算机计算及查询功能，可以自动查询电子病历资料中需要预防保健、慢性病随访观察、康复治疗自我保健指导等项目的服务对象及时间安排，还可设置提醒功能，从而极大地促进社区的疾病监测和慢性病病人预约管理。

（二）电子健康档案在使用中存在的问题

1. 资金和人才培养问题

电子健康档案的使用建立在医疗机构及社区卫生服务两大系统信息化的基础上，涉及医疗及社区网络基础设施和覆盖各个医疗环节及社区卫生服务的应用系统，而这需要投入大量的资金。同时，EHR 的建立将改变传统的工作流程及模式，需要医疗卫生、社区服务及计算机技术人员联手打造。EHR 正式建立并投入使用后，使用者需要掌握新的技术、工作方法及工作流程。因此加大资金投入和人才培养，是提高健康档案电子化的基础。

2. 标准化问题

EHR 的标准化问题在建设和发展中难度最大。只有将 EHR 标准化，才有望实现资源的共享。标准化问题涉及范围广、研究难度大。国际许多标准化组织都正在进行电子健康档案标准开发，主要有 HL7、CEN、ISO／IEC、ASTM、DICOM、IHE、IEEE 等，EHR 标准化仍然是国际探讨的热点及难点。我国因缺乏符合国情的 EHR 信息规范，在推广应用过程中出现了内容无法统一、指标无法规范、格式无法一致等问题，导致社区卫生"信息孤岛"的出现。

标准化的居民健康档案不仅有助于社区卫生服务中心、医院等不同医疗机构之间快速、一致地交换和共享居民健康状况信息，增强相互间的协作，提供高效、高质量的卫生服务，实现对居民健康的动态管理和监控，而且可为医学教育、科研和法律提供了重要依据。各个电子健康档案系统必须建立统一标准，才能实现资源共享。

3. 电子病历和传统纸质病历并存

由于电子病历输入成本较高，收集资料的角度不同，以及计算机软件开发和程序更新时间上的滞后性，暂时可能无法把所有的资料全部输入。比如到病人家里出诊时，不一定每次都能将计算机携带至病人家里。因此，需要纸质病历来辅助，不能过分依赖计算机，否则可能会丢失有用的信息。目前，在英国、美国、以色列、香港等国家和地区，都是采用电子病历和传统纸质病历并存的方式。

4. 法律规章制度

电子健康档案涉及原有工作制度、病历相关法规制度的调整，以及病人信息安全保密制度的制定。电子健康档案的应用目前仍缺乏统一的、成熟的工作流程，而创新和已有制度方面存在矛盾，这方面工作的滞后必然影响电子健康档案的应用。

5. 系统安全性问题

由于病人的健康资料中可能包含个人隐私问题，特别是全科医疗的特殊诊疗模式，使得记录内容涉及社会心理和家庭问题，而电子病历内容易被泄密和修改，给电子病历管理带来一定的困难。因此，电子病历系统与其他软件系统一样，设计时必须慎重考虑其安全性。目前开发健康档案管理系统相关软件，在技术层面上要构建过滤机制，建立严格的进入制度，主要采用"口令加密技术"，对系统实行授权使用。另外，系统数据库要进行加密设置，避免在数据库中出现恶意修改。

参考文献

1. 姜建国．中医全科医学概论．北京：中国中医药出版社，2009.

2. 崔树起．全科医学概论．第2版．北京：人民卫生出版社，2008.

3. 杨秉辉，祝墡珠．全科医学概论．第3版．北京：人民卫生出版社，2008.

4. 杨秉辉．全科医学概论．第3版．北京：人民卫生出版社，2008.

5. 梁万年，郭爱民．全科医学基础．北京：人民卫生出版社，2008.

6. 梁万年．全科医学概论．第2版．北京：人民卫生出版社，2006.

7. 梁万年，李宁．全科医学概论．第2版．北京：人民卫生出版社，2007.

8. 吕兆丰．全科医学概论．北京：高等教育出版社，2010.

9. 周仲英．中医内科学．第2版．北京：中国中医药出版社，2007.

10. 李建生．临床中医老年病学．北京：人民卫生出版社，2008.

11. 张通．中国脑卒中康复治疗指南．北京：人民卫生出版社，2012.

12. 陈世伟，等．肿瘤中西医综合治疗．北京：人民卫生出版社，2003.

13. 黄春林．心血管病专病中医临床诊治．北京：人民卫生出版社，2005.

14. 沈绍功．中医心病治法大全．北京：中国中医药出版社，2005.

15. 熊曼琪．内分泌科专病与风湿病中医临床诊治．北京：人民卫生出版社，2005.

16. 王志勇，王国辰．中国中医药年鉴·2009卷·行政卷．北京：中国中医药出版社，2010.

17. 陆再英．内科学．第七版．北京：人民卫生出版社，2008.

18. 王亚东，李航，陈琦，等．全国社区卫生服务现状调查——医院服务与社区卫生服务的连续性与综合性比较．中国全科医学，2006，9（11）：905－908.

19. 梁万年，王亚东，李航，等．全国社区卫生服务现状调查——医院服务与社区卫生服务的可及性比较．中国全科医学，2006，9（11）：908－910.

20. 李春雨，梁万年．社区卫生服务的连续性照顾．中华全科医师杂志，2003（5）：40－41.

21. 王玲玲，郭继志，于长海．亚健康的成因及社区健康管理对策．中国社会医学杂志，2011（6）：26－28.

22. 刘孟宇，彭锦，齐争平，等．中医优生保健平台在社区医疗服务中的应用模式探讨．辽宁中医药大学学报，2010（10）：89－91.

23. 《中国中医药年鉴》编委会．中国中医药年鉴·2010卷·行政卷．北京：中国中医药出版社，2010.

24. 中华医学会糖尿病学分会．中国2型糖尿病防治指南［J］．中国医学前沿杂志（电子版），2011，3（6）：54－109.

25. 曹菊萍．社区卫生服务中"医患沟通"的意义和途径．中国医院，2005（3）：45－46.